세균과 사람

지은이 **고관수**

서울대학교 미생물학과를 졸업하고, 같은 학교 대학원에서 미생물학 전공으로 박사 학위를 받았다. 아시아태평양 감염연구재단(APFID) 연구실장을 거쳐 2007년부터 성균관대학교 의과대학 미생물학교실 교수로 일하고 있다.

잡다하게 다양한 책 읽기를 좋아하고, 읽은 책에 관한 감상을 글로 쓰기도 좋아한다. 성균관대 최우수 교수(SKKU-Fellow)로 선정된 바 있으며, 현재까지 약 300편의 미생물학 관련 논문을 발표했다.

세균에 이름을 남긴 과학자들

세균과 사람

1판 1쇄 인쇄 2023년 3월 10일
1판 1쇄 발행 2023년 3월 17일

지은이   고관수
펴낸이   유지범
책임편집   구남희
편집   신철호·현상철
외주디자인   심심거리프레스
마케팅   박정수·김지현

펴낸곳   성균관대학교 출판부
등록   1975년 5월 21일 제1975-9호
주소   03063 서울특별시 종로구 성균관로 25-2
전화   02)760-1253~4
팩스   02)760-7452
홈페이지   http://press.skku.edu/

ISBN 979-11-5550-580-9 03510

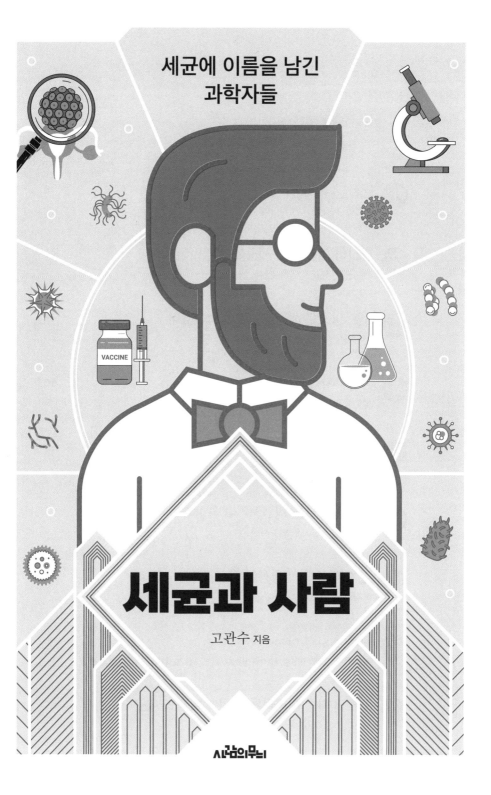

세균에 이름을 남긴 과학자들

세균과 사람

고관수 지음

사람의무늬

차례

들어가는 말

세균의 이름,
사람의 이름

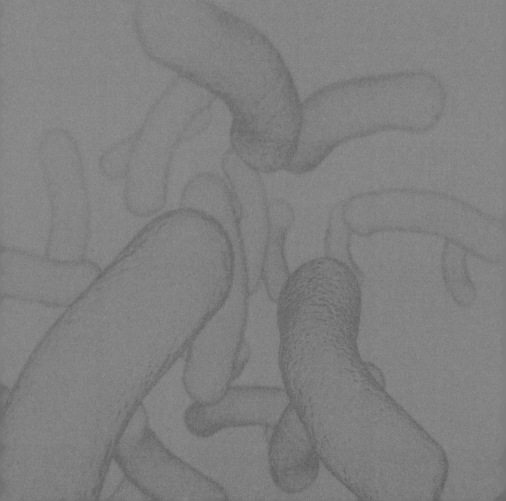

린네의 체계, 이명법

휴먼, 닝겐, 렌레이, 멘쉬, 위망, 우마노, 오 안트로포스, 바쉬리…… 순서대로 영어[human], 일본어[人間], 중국어[人类], 중국어[mensch], 프랑스어[humain], 스페인어[humano], 그리스어[ο ἄνθρωπος], 아랍어[بشري]로 모두 우리말로 사람을 뜻하는 말이다.

사람들 사이에 쓰는 언어가 다르면 가리키는 대상이나 생각하는 것이 같더라도 다른 말을 쓰는 게 당연해 보인다. 그런데 문제는 서로 다른 언어를 쓰는 사람이 의사소통을 시도할 때다. 같은 대상에 대해 얘기하고 있으면서도 서로 다른 단어를 쓴다면, 의사소통이 불가능하거나 가능하더라도 무척 힘들 것이다.

사실 같은 언어를 쓰는 경우에도 동일한 대상을 서로 다른 말로 쓰는 경우가 적지 않다. 지방마다 다른 방언은 물론이고, 직업마다 은밀하게 쓰는 은어가 있고, 혹은 집안에서만 통하는 말도 있다. 일상생활에서는 어쩔 수 없고, 집단 내 단합을 위해 필요한 경우도 있다. 하지만 엄격한 정의가 필요한 학문의 세계에서는 될 수 있는 한 피해야 하는 상황이다. 서로 가리키는 대상에 대해 통일된 언어가 필요하고, 명확한 정의가 필수적이다. 생물학에서는 기본적으로 생물 이름부터 다루게 되는데, 생

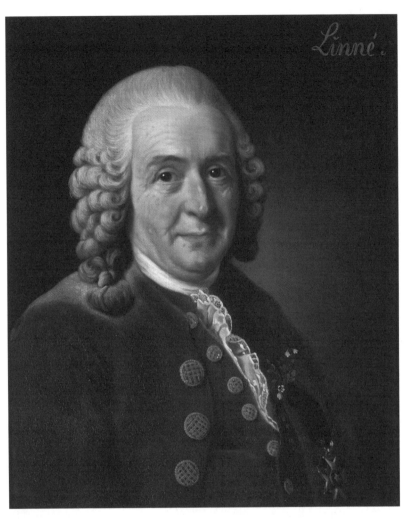

▲ 칼 폰 린네

물을 가리키는 이름에 대해 약속이 되어 있어야 하는 것은 물론이다. 그
런 통일된 언어를 위한 첫 작업을 담당하는 분야가 바로 분류학taxonomy
이다.

분류학이란 생물들을 공유하는 형질들, 즉 유연관계에 따라 분류하는 학문이다. 분류학에서 맨 처음 해야 하는 일이자 가장 핵심적인 작업 중 하나가 바로 이름 붙이기다. 이름 붙이기는 분류학에서만 핵심적인 작업은 아니다. 모든 학문에서, 나아가 모든 사회 활동에서도 그렇다. 사물이나 행위 등에 이름이 없으면 그것을 아예 이해할 수가 없는 경우가 대부분이다. 적절하게 이름이 붙여지고, 그에 대한 최소한의 동의가 이루어진 다음에야 사물이나 행위 등에 대한 진전된 논의와 이해가 가능해진다.

현대 분류학에서 이름 붙이기는 칼 폰 린네(Carl von Linné, 1707-1778, 스웨덴의 박물학자·식물학자)가 만든 방식이 원칙이다. 이른바 이명법 binomial nomenclature이라 불리는데, 동물이나 식물은 물론이고 세균을 비롯한 미생물에서도 그렇다. 린네는 처음에는 식물, 그리고 동물에 대해서 이 체계를 적용했고, 특이하게도 광물에도 이명법을 적용하려고 했다. 그렇지만 세균에 대해서는 언급을 하지 않았다. 1600년대 말 이미 레이우엔훅(Leeuwenhoek, Anton van, 1632-1723, 네덜란드의 박물학자)이 세균의 존재를 발표했지만, 세균을 분류한다는 생각은 미처 하지 못한 듯하다. 이명법은 속명과 종소명, 그리고 명명자만으로 구성되어 있다.[*] 예를 들어, 앞에서 여러 언어에서 서로 다른 말로 쓰였던 사람의 학명은 *Homo sapiens* Linné로 *Homo*는 속명, *sapiens*는 종소명이고, 이것을 처음으로 이렇게 명명한 사람은 린네[Linné]다.[**] 여기서 속명과 종소명은 이탤릭체

---

[*]   명명자는 종종 생략하기도 한다.
[**] 참고로 종을 기술할 때 기준이 되는 표본을 정해야 하는데, 사람을 *Homo sapiens*로 명명하고 특징을 기술할 때 기준 표본은 누구였을까? 바로 린네 자신이었다. 또 린네는 자신

로 쓰거나 부득이한 경우 밑줄을 그어 표시한다.

　이명법이라는 방식은 매우 간단하고 별것 없어 보인다. 하지만 조금만 자세히 들여다보면 가히 혁명적인 방법이었고, 대단한 의식의 전환이었다. 매우 간단하지만 효율적이었기 때문에 널리 쓰였다. 린네 이전에 학자들은 동물이나 식물의 이름을 그 종을 묘사하는 방식으로 붙였다. 이를테면 파스퇴르가 자신이 발견한 세균 한 종에 '*microbe septicemique du salive*', 즉 '침 속에 존재하는 패혈증 유발 세균'이라고 이름을 붙이는 방식이다. 이미 린네의 이명법이 나오고 한참 후였지만, 여전히 린네 이전의 관습이 남아 있었다.

　그런데 생물은 다양하다. 정말 엄청나게 다양하다. 비슷하지만 다른 종을 발견하면 이미 그 종을 묘사한 이름에 덧붙여 추가로 쓰는 경우가 많았다. 그 결과 복잡해도 너무 복잡한 이름이 되어버리고 말았다. '침 속에 존재하는 패혈증 유발 세균'이라는 긴 이름도 문제였지만, 그런 세균이 딱 그것 하나만 존재하는 것도 아니었다. 그리고 새로운 종이 발견되었을 때 이미 존재하던 종의 이름을 바꾸어야 하는 경우도 종종 생겼다. 사람들 사이에 소통을 위해서는 명칭의 안정성이 필수적인데, 종을 묘사하는 방식은 그 종의 특징을 이름만으로 파악할 수 있는 장점은 있었지만, 복잡함이나 안정성 측면에서는 이른바 '꽝!'이었다. 린네는 바로 이 문제를 해결했다. 그래서 *Homo sapiens*라고 하면 어느 언어를 쓰든지 무엇을 의미하는지 알 수 있고, '침 속에 존재하는 패혈증 유발 세균'

의 이름을 *Linnaeus*라고 고풍스럽게 라틴어로 적기를 좋아했다. 그리고 많은 종들의 학명을 쓸 때 명명자를 'L.'과 같이 간단히 표시하는 경우가 있는데, 모두 린네를 의미한다.

이 아니라 그냥 *Streptococcus pneumoniae*[*]라고 부르면 그게 어떤 세균을 가리키는 것인지 금방 알아차릴 수 있게 되었고, 특별한 일이 없는 이상 명칭이 바뀔 일도 없게 되었다.

린네의 방법은 생물의 학명을 정하는 데 그 생물의 모양이나 기능과 같은 특성과는 상관없이 명명할 수 있도록 함으로써 명명 체계를 간결하게 만들었고, 영원히 쓸 수 있도록 했다. 학명 자체로는 그 생물의 특성을 짐작할 수 없을지언정 누구에게도 통하는 기호가 되었기에 학자들에게는 공통 언어가 생긴 셈이었다. 진화를 부정했다든지, 좀 엉큼한 구석이 있었다든지 등 린네에 대한 비판이 어떠하든지 간에 이 혁명적 발상에는 아낌없는 평가를 해야 한다고 생각한다.

린네도 처음부터 이런 방식을 만든 건 아니었다. 지금의 이명법과 같은 짧은 라벨과 함께 그 종에 대한 긴 설명 방식을 함께 썼다. 그런데 쓰다 보니 짧은 라벨만 언급해도, 그걸 통해 그 종에 대한 긴 설명을 찾아볼 수 있다는 걸 깨달았다. 그렇게 짧은 라벨만 쓰다 보니 이명법이 정착되게 되었다.

이명법이 처음 제안되었을 당시에 반대하는 사람도 있었다. 당대 최고의 자연과학자이자 지리학자였던 알렉산더 훔볼트(Alexander von Humboldt, 1769-1859, 독일의 박물학자·탐험가)도 린네의 이명법을 별로 탐탁하게 여기지 않았다. 과학 분야에도 상당히 조예가 깊었던 칸트(1724-1804)도 린네의 분류 체계를 불만스러워했는데,[**] 훔볼트는 바로 칸트 철

---

[*] 우리말로 폐렴구균, 폐렴쌍구균, 폐구균, 폐렴알균, 폐알균 등으로 불리는 세균이다.

[**] 칸트는 철학자였지만, 과학에 관심이 무척 많았다. 그는 뉴턴의 물리학에 대해 잘 알고 있었고, 그에 대해 경탄했다. 또 그는 '하늘'에 대해 엄청난 관심을 가졌다고 한다. 따라서

학의 추종자였다. 칸트는 린네의 방법이 '사물이 다양성이 지닌 총체라는 관념'을 제대로 전달하지 못한다고 생각했다. 풍부하고도 복잡한 자연 현상을 묘사하지 못하면서 직접 눈으로 볼 수 없는 통합적이면서 통일적인 과정의 중요성을 강조하지 못한다고 여겼다.

린네와 같은 시대의 위대한 생물학자 뷔퐁(Georges Louis Leclerc de Buffon, 1707-1788, 프랑스의 박물학자·철학자)도 린네와는 좀 다른 생각을 했다. 린네는 일단 틀을 만들어 놓고 그다음에 새로운 생명체가 발견되고, 그 특징이 밝혀지더라도 그 틀 안에 집어넣으면 된다고 생각했다. 하지만 뷔퐁은 그건 옳지 않다고 봤다. 새로운 사실들이 계속 발견될 텐데, 미리 틀을 짜 버리면 어떻게 그 틀 속으로 집어넣을 수 있을 것인가 걱정했다. 따지고 보자면 뷔퐁 쪽이 좀 더 과학과 자연에 대해 겸손했으며 어쩌면 더 옳았는지도 모르지만, 과학은 그렇게 작동하지 않았다. 린네의 체계는 매우 알기 쉬웠고, 무엇보다 소통 측면에서 월등했다.

린네의 이명법이 사람들로 하여금 과학에 대한 관심과 나아가 욕심을 가지게 만들었다는 견해도 있다. 하워드 블룸은 『천재 자본주의 vs 야수 자본주의』에서, 이런 린네의 체계가 사람들의 에고ego를 자극함으로써 서로 새로운 식물과 동물을 찾으려고 자발적으로 나서게 했다고 봤다. 명명자를 제시하는 방식도 그렇고, 속명과 종소명을 새로이 정하는 것이 명명자의 고유 권한이라는 점, 그리고 그 이름이 제대로 된 것이고, 최초의 것이기만 하면 영원히 남으리란 약속이 있었다. 물론 린네가 그

독일의 과학사학자이자 과학철학자인 에른스트 페터 피셔는 자신의 책 대부분에서 칸트를 과학자로 취급한다.

런 것을 노린 것은 아니었겠지만, 그의 방식이 분명 사람들의 공명심에 불을 지펴서 '중산층이 과학에 큰 관심을 갖도록 만들었고, 과학기술을 상거래 대상으로도 발전하게' 만들었다고 보는 것은 그럴듯한 생각이다.

학명 짓기

생물의 학명은 다분히 엄격한 기준 아래 정해지고 받아들여지고, 혹은 기각되기도 한다. 세부적으로 들어가면 각 분류군마다 책 한 권으로도 모자란, 거의 법전 같은 규약집이 있지만, 가장 중요한 것은 선취권priority 으로 가장 먼저 기술하고 발표했을 때 그 학명이 인정된다는 것이다. 그 외에도 명확하게 기술되어야 한다든지, 라틴어나 라틴어화(化)한 단어를 써야 한다든지 하는 것 정도가 일반인들도 기억해야 할 내용이다.

　　1600년대 말 레이우엔훅이 처음으로 세균을 관찰하고 보고한 이후, 오랫동안 잠잠하던 세균에 대한 열기는 1870년대, 1880년대에 이르러 황금기가 펼쳐졌다. 파스퇴르가 그 유명한 백조목 플라스크 실험을 통해 세균이 세균으로부터 유래한다는 걸 증명해냈고, 코흐와 함께 질병이 세균에 의해 생긴다는 세균병인론germ theory을 확립했다. 오랫동안 인류를 괴롭혀 왔지만 정체를 알 수 없었던 존재들이 드디어 밝혀지기 시작했다. 그러면서 발견한 세균들에 이름을 붙여야 할 필요성이 생겼다. 처음에는 식물이나 동물에는 이미 정립되어 있었던 린네의 방식이 아닌 나름의 방식으로 이름을 붙이기도 했지만, 대세를 거스를 수는 없었고 결국 세균에도 이명법이 적용되기 시작했다.

세균, 나아가 원핵생물prokaryotes에 대한 명명은 과거에는 국제세균명명규약(International Code of Nomenclature of Bacteria, 줄여서 Bacteriological Code)에 의해, 지금은 이를 계승한 국제원핵생물명명규약(International Code of Nomenclature of Prokaryotes)의 규정을 따라야 한다. 이 규정은 '유효한 발표valid publication', '합법성legitimacy', '우선 발표priority of publication'라는 기준을 충족했을 때 분류군의 이름이 유효하게 발표valid publication되는 것이라고 명시하고 있다.

특히 세균의 경우에는 신종novel species을 발표하자면 공식 저널이 있어서 〈International Journal of Systematics and Evolutionary Microbiology, IJSEM〉에 싣거나, 만약 다른 저널에 논문을 발표하였더라도 이 저널에 신종 목록으로 등재되어야 공식적으로 인정받는다. 신종을 발표할 때는 세균의 형태적, 생리적, 생물화학적 특징 등을 기술해야 하고 16S rRNA 유전자의 염기 서열을 이용해서 기존의 다른 세균과 다르다는 것을 증명해야 한다. 최근에는 기준 표준이 되는 균주에 대해서 유전체 전체의 염기 서열을 제시하도록 하고 있다. 그리고 이에 더해 두 군데 이상의 서로 다른 국가에 있는 세균은행에 기탁, 보관해야 인정받는다. 세균의 종들은 현재 모두 LPSN(List of Prokaryotic names with Standing in Nomenclature, https://www.bacterio.net/)에 기록되어 있다.

LPSN의 기록에 따르면 2000년 즈음에 원핵생물에서 새로운 종, 즉 신종은 1년에 750개 정도 발표되었다. 그런데 지금은 신종의 증가 속도가 급속도로 빨라졌다. 내가 확인한 바에 따르면, 2008년 10월경 9,000개 가량의 종이 2012년 11월에는 11,687개로, 2014년 9월에는 15,974개로 증가하더니, 2017년 9월에는 19,717개, 2021년 9월에는 21,301개로 증가했다. 그리고 2022년 11월 19일 날짜로 22,825개 종이 유효하게 발표된 것으로 집계되었다(LPSN 홈페이지에 현재의 세균 종 숫자를 친절하게 안내해준다). 15년이 안 되는 기간 동안 발표된 세균의 신종이 그 이전에 기록되었던 세균 종 수보다 월등히 많은 것이다.*

물론 발표와 함께 사람들의 관심에서 가뭇없이 사라지는 세균들이 많긴 하지만, 그래도 신종을 발표하는 이들은 다양한 분석을 통해 신종이라는 것을 입증하고, 언제든 그 종의 중요성이 밝혀지기를 기대한다. 그러면서 자신들이 발견한 새로운 종에 어떤 이름을 붙일까 고민한다.

학명을 정할 때는 다양한 데서 이름을 가져온다. 생물의 특성을 나타내는 이름을 붙이기도 하고, 국가나 도시, 강, 산 등의 지역 이름을 따기도 하고, 어떤 기관의 이름을 붙이기도 한다. 나의 경우도 그랬다. *Legionella busanensis*라는 세균은 부산Busan의 어느 건물 냉각탑에서 분리한 세균이라 그렇게 붙였고(참고로 한국 즉 Korea를 이름으로 가진 세균이 80개가 넘는다), *Bacillus infantis*라는 세균은 갓 태어난 아이infant에게서 나온 것이라 그렇게 이름 지었다. *Neisseria skkuensis*는 내가 재직하는 학교의 약자SKKU에서 가져왔다(전체 이름을 쓰기에는 너무 길었다). *Microbacterium pyrexiae*는 열이 나는pirexia 환자에서 분리했다고 그렇게 이름을 붙였다.

그런데 학명을 지을 때 흔한 것 중의 하나이면서 가장 흥미로운 방법은 바로 사람의 이름을 가져오는 것이다. 생물의 학명에 사람 이름을

---

* 실제 세균 종 수는 당연히 이보다 월등히 많다. 보통은 배양 가능한 세균이 전체의 1% 정도라고 하는데 실제 그런지는 알 수 없으며, 배양 가능한 세균 중에 종으로 기록된 것 또한 일부에 그친다.

붙이는 것이 가장 흔하고 보편적인 방법은 아니지만, 어쩌면 가장 흥미로운 경우라 할 수 있다. 정말 다양한 사람들의 이름이 생물의 학명에 그 자취를 남겨왔는데, 이에 관해서는 스티븐 허브가 『생물의 이름에는 이야기가 있다』에서 재미있게 다루고 있다. 그런데 사람 이름을 써서 학명을 정할 때 그 분야에서 업적을 남긴 과학자의 이름을 이용하는 경우가 가장 많을 수밖에 없다. 어쩌면 가장 덜 창의적이고, 재미없는(!) 이름 짓기인데, 그런 이름들을 하나씩 쫓아가다 보니 그 분야의 학문적 지형을 엿볼 수 있겠단 생각이 들었다. 그리고 그 일을 세균에 대해서 해 보면 어떨까 하는 생각을 하게 된 것이 이 책의 시작이 되었다.

나는 될 수 있으면 잘 알려진 세균, 혹은 잘 알려진 세균학자를 골랐다. 이를테면 대장균은 잘 알려진 세균이고, 파스퇴르는 잘 알려진 세균학자이기 때문에 골랐다(물론 대개는 대장균의 학명인 *Escherichia coli*의 이름이 어떤 사람에게서 온 것인지 잘 알지 못하며, 파스퇴르의 이름을 단 세균에 대해서도 잘 모른다). 또 주로 질병을 일으키는 세균을 고르려 했다. 세균의 학명 자체에 이름이 들어간 과학자뿐만 아니라, 그런 이름을 붙인 과학자에도 관심을 가졌다.

최근 코로나바이러스 감염증코로나 19으로 인해 감염병, 혹은 전염병에 관한 책들이 많이 나왔다.* 그런 책들에서는 세균과 바이러스에 의한

---

* 감염병(infectious disease)과 전염병(contagious disease)의 구분은 명확하지 않다. 감염병이라는 말은 병원체가 몸속으로 들어와서 증상이 나타나는 것에 중점을 둔다면, 전염병은 그렇게 감염된 상태가 남에게 옮기는 것에 중점을 둔다. 그러니까 감염병이라고 해서 모두 전염병은 아닌 셈인데(전염이 안 되는 감염도 있으니까), 그런데 전염병이라고 하면 병이 옮는다는 느낌이 들어 공포감을 조성할 수 있다고 하여 2010년에 보건복지부에서 전염병이라는 용어를 감염병으로 바꾸었다. 말하자면 전염병이라는 용어를 쓰지 말자고 한

감염을 모두 포함하는 데 반해, 여기서는 세균만 다루었다. 최근 사람들이 주목하고 있는 감염병은 대부분 바이러스에 의한 질환이지만(사스, 메르스, 신종플루, 조류독감 등), 소리 소문 없이 항생제 내성 세균 감염에 의해 많은 사람들이 죽고 있다. 코로나 19 와중에 항생제 내성 세균에 의한 감염과 사망이 증가했다는 보도도 심심찮게 나온다. 물론 여기서는 항생제나 항생제 내성에 관한 얘기는 하지 않지만 세균이 질병의 원인임을 밝혀냈던, 그런 세균이 어떤 것들인지 밝혀냈던 많은 세균학 영웅들의 이야기가 코로나 19 이후 도래할지도 모르는, 새로운 항생제 내성 팬데믹 시대에 오히려 새로운 의미를 가질지 모른다.

것이나, 여전히 전염병이라는 용어는 많이 쓰인다.

1

대장(大將)균이 아니라
대장(大腸)균

대장균, 테오도르 에쉐리히

누구나 알고 있는 세균

세균에 대해 잘 모르는 사람에게 알고 있는 세균을 몇 개 대보라고 하면 일단 하나는 이야기한다. 대장균!

대장균이라고 하면 다른 사람들은 어떤 생각부터 드는지 궁금한데, 나는 어릴 때 이 세균 이름을 처음 들었을 때 이 세균이 제일 '쎈' 녀석이라고 생각했다. 얼마나 쎈 놈이면 '대장'이라는 이름이 붙었을까 싶었다. 물론 대장균의 '대장'은 그 대장大將이 아니라 우리 몸속의 대장大腸을 의미한다. 당연히 대장에 많이 존재한다고 해서 그런 이름이 붙었지만, 정작 영어로는 colon bacillus라고 해서, 결장結腸 쪽을 가리키고 있다. 어찌 되었든 세균 중에 대장이라는 뜻은 아닌 셈이다.

그러나 대장균은 다른 의미에서 세균의 대표쯤은 된다. 인체 내에서 가장 쉽게 발견되는 세균이면서, 배양 조건이 까다롭지 않아 키우기도 쉽고, 생장 속도도 빨라 연구하기도 편리하다. 그래서 가장 많이 연구되었고, 가장 많이 알려진 세균이 되었다. 대표적인 모델 생물로 생물에 대한 이해가 이 대장균에 대한 이해에서 시작하는 경우가 많다. 대장균은 특히 분자생물학의 발달에 거의 절대적으로 기여했다고 볼 수 있다. 처음 유전자의 구조 등을 연구할 당시의 연구 수준은 사람의 것은 물론

이고 조금이라도 복잡한 생물의 것은 연구할 수 없었다. 그래서 세균에서 시작할 수밖에 없었는데, 그때 채택된 세균이 바로 대장균이었다.

대장균은 막대 모양으로 생겼는데*, 긴 꼬리 같은 편모를 가지고 있어 운동성이 있는 것도 있지만 그렇지 않은 것도 있다. 보통은 인체 내에서 정상 미생물군총으로 존재하고, 사람뿐만 아니라 개나 고양이 같은 대부분의 포유동물의 장 속에서도 살고 있으며, 환경에도 널리 존재한다. 이 세균의 존재 자체는 거의 해가 되지 않는다. 하지만 일부 혈청형들은 식중독을 일으키고, 특히 O157:H7과 같은 혈청형의 대장균에 감염되면 심각한 증상을 보이고 죽음에 이르기도 한다. 물론 이렇게 독성을 지닌 대장균이 아니더라도 요로감염 등을 일으키기도 한다. 가끔 뉴스를 보면 어떤 음식점이나 물에서 대장균이 검출되었다고 안전을 우려하는 멘트가 이어지는데 사실 대장균의 존재 자체가 대체로 크게 위험한 것은 아니다. 다만 대장균이 그만큼 검출되었다는 것은 다른 세균도 많이 존재할 가능성이 높다는 뜻이므로 위생적이지 않다는 뜻으로 주의가 필요하다.

대장균의 학명은 *Escherichia coli*다. 줄여서 *E. coli*라 쓰고, 워낙 많이 연구하다 보니 보통 '이콜라이'(또는 '이콜리')라고 하면 아는 사람은 다 알아듣는다. 그만큼 대중적인(?) 세균이란 얘기다. 여기서 *coli*라는 종명은 결장colon에 존재한다는 뜻이고, *Escherichia*라는 속명은 테오도

---

* 막대 모양으로 생긴 세균을 간균(桿菌), 혹은 순우리말을 써서 막대균이라고 한다. 이와는 달리 공 모양으로 생긴 세균은 구균(球菌)이나 알균이라고 한다. 간균을 영어로는 'bacillus'라고 하는데, 이탤릭체로 *Bacillus*라고 하면 특정한 속(屬, genus)를 의미하지만, 보통 명사로는 간균을 의미한다. 구균은 영어로 'coccus'이다.

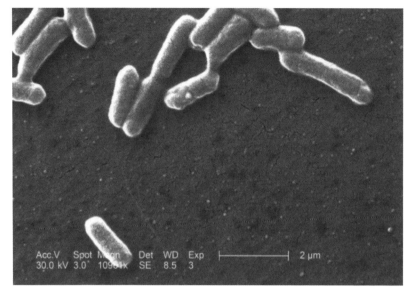

▲ 대장균의 한 혈청형인 O157:H7의 전자현미경 사진(From PIXNIO -Public domain)

르 에쉐리히(Theodor Escherich, 1857-1911)라는 사람의 이름에서 온 것이다. 대장균을 처음 발견한 사람, 정확히는 그 존재를 처음으로 기술한 사람이 바로 테오도르 에쉐리히다. 에쉐리히는 독일-오스트리아의 소아과 의사였으며 그라츠 대학과 빈 대학의 교수였다. 그는 1885년 건강한 사람의 대변에서 이 세균을 발견했고 "*bacterium coli commune*"이라고 불렀다. 말 그대로 "결장에 모여 있는 세균"이라는 뜻이다. 이후 1895년 미굴라(Walter Migula, 1863-1938)에 의해서 *Bacillus coli*로 명명되었다가 1919년 에쉐리히의 이름을 따서 *Escherichia*라는 속명이 만들어지고, 세균은 *Escherichia coli*로 명명되었다. 이렇게 *Escherichia*라는 속명을 만들고 이름을 제안한 사람은 이탈리아의 병리학자 알도 카스텔라니(Aldo Castellani, 1874-1971)였다. 하지만 바로 그 이름이 인정받은 것은 아니었고 1958년에 이르러서야 공식적으로 인정받게 되었다. 이 카스텔라니의 이름이 들어간 병원균도 있는데 세균은 아니고, *Acanthamoeba castellanii*라고 하는 아메바류의 병원체이다.

에쉐리히

현재 테오도르 에쉐리히라는 이름은 *Escherichia coli*라는 세균에 남겨진 이름으로만 거의 기억되고 있지만, 에쉐리히는 1800년대 말 적지 않은 업적을 남긴 연구자였다. 그가 대장균을 발견했던 1870~80년대는 세균학 역사에서 황금기라 불리던 시기였다. 특히 사람에게 병을 일으키는 세균들이 많이 발견되었다. 1873년 나균*Mycobacterium leprae*과 1877년 탄저균*Bacillus anthracis*을 시작으로 1879년 임균*Neisseria gonorrhoeae*, 1880년 장티푸스균*Salmonella typhi*, 1882년 결핵균*Mycobacterium tuberculosis*, 1883년 디프테리아균*Corynebacterium diphtheriae*과 콜레라균*Vibrio cholerae*, 1884년 파상풍균*Clostridium tetani*, 1886년 폐렴구균*Streptococcus pneumoniae*, 1887년 수막염균*Neisseria meningitidis*에 이르기까지 주요한 인체 감염 질환 관련 세균들이 발견되었다. 이 세균학의 황금기에 *Escherichia coli*, 즉 대장균은 조용히 한자리를 차지하고 있다. 그 당시에는 특별한 질병을 일으키는 것으로 보이지 않던 이 세균이 지금과 같은 위상을 차지할 것이라고는 아무도 예상하지 못했다.

　에쉐리히는 원래 미생물을 연구하던 학자는 아니었다. 그는 당시 뛰어난 소아과의사로, 에쉐리히가 아이들의 설사 질환을 연구하기 시작한 것은 1884년경이었다. 당시 설사는 그가 "모든 장 질환 중 가장 살인적인 질환"이라고 할 정도로 위험하게 여기고 있었지만, 소화기 질환과 직접 관련된 병원성 세균으로 밝혀진 것은 콜레라균밖에 없었다.

콜레라균, 즉 *Vibrio cholerae*가 콜레라의 원인일 수 있다는 것을 처음 제기한 이는 1854년 피렌체 대학의 해부학 교수였던 필리포 파치니(Filipo Pacini, 1812-1883)였다. 그리고

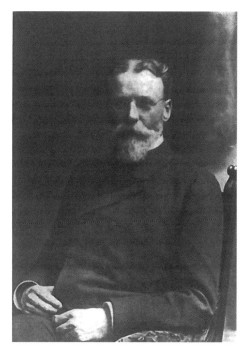

▲ 테오도르 에쉐리히

1884년 로베르트 코흐Robert Koch가 콜레라의 원인이 *Vibrio cholerae*라는 것을 입증했다. 에쉐리히는 소아의 설사에는 콜레라균 말고도 다른 원인균이 있을 거라 생각했고, 그것을 밝히고자 했다. 하지만 당시에는 소아 설사의 원인이 세균이라는 것은 일반적으로 받아들여지지 않았다. 소아 설사는 주로 화학적인 원인이 있는 것이고, 세균은 부분적으로만 관여한다는 것이 당시 널리 퍼진 견해였다.

1882년 게하트(Cark Jakob Adolf Christian Gerhardt, 1883-1902)의 지도로 의학박사가 된 에쉐리히는 2년간 빈 대학에서 강의하면서 세인트

안나 아동 클리닉St. Anna Children's Clinic에서 세균학 연구를 했다. 이후 1884년 8월에는 의대에 소아과가 설립된 뮌헨으로 자리를 옮겨 연구를 계속하던 중 뮌헨에 자리한 바이에른주 당국에 의해 10월 콜레라가 집단 발생한 나폴리로 파견되었고, 그곳에서 콜레라에 대한 연구를 하게 되었다.

1886년 에쉐리히는 그동안의 연구를 종합하여 소아에서 장내 세균과 소화 생리에 관한 단행본 형태의 논문을 발표했다. 이 논문으로 그는 소아과 분야에서 선구적인 세균학자로 입지를 굳히게 되는데, 바로 이 논문에서 막대기 모양의 미생물 군집 그림과 함께 나중에 *Escherchia coli*라 불리게 되는 세균을 "결장에서 흔히 발견되는 세균"이란 뜻으로 "*bacterium coli commune*"라고 기술하게 된 것이다.

에쉐리히는 이후 그라츠의 세인트 안나 아동 클리닉의 소아과 교수이자 원장 자리까지 오르게 되었고, 이 소아과 병원을 유럽에서 가장 유명한 병원 중 하나로 만들었다. 1902년에는 빈에 위치한 세인트 안나 아동 병원St. Anna Children's Hospital의 정교수가 되어 병원을 이끌었으며 1903년 소아보호협회Infant Defense Society를 설립하고 모유 수유에 관한 캠페인을 시작하기도 했다. 그는 1911년 빈에서 사망했다. 하지만 세균 자체는 크게 관심을 끌지 않았고, 그가 사망했을 때 묘비에도 대장균에 관한 얘기는 새겨지지 않았다. 앞에서도 얘기했지만, 당시는 병을 일으키는 세균들이 계속 발견되면서 보고되는 시기였고, 대장균은 그중 하나였을 뿐 아니라 질병과도 별로 연관이 없어 주목하는 사람이 거의 없었다.

현재 에쉐리히라는 선구적인 세균학자를 기억하는 사람은 드물다. 뿐만 아니라 당대의 어떤 세균학자도 에쉐리히가 발견한 작은 세균이 나중에 이렇게 유명해지리라고 예상하지 않았다. 하지만 그의 이름은 한 작은 세균에 붙여져 영원히 남았고, 대장균은 그가 남긴 가장 중요하면서도 위대한 유산이 되었다. 현재 전 세계 많은 연구자들이 대장균을 통해 각종 연구를 수행하고 있다.

모델 생물, 대장균

에쉐리히가 발견한 대장균을 생명 현상을 연구하는 모델 생물로 이용하기 시작한 것은 언제부터일까? 과학자들은 1920년대부터 세균의 생리를 연구하는 데 대장균을 이용해 왔다. 그러다 1940년대부터 모델 생물로 선택되기 시작했고 1950년대 분자생물학 혁명과 함께 완전히 자리를 잡았다고 볼 수 있다. 현대 생물학의 가장 기본적인 내용이라고 할 수 있는 유전 암호, 복제, 전사, 번역 등의 메커니즘이 대장균을 통해서 밝혀졌다. 그리고 대장균을 통해서 얻게 된 생물학의 지식과 실험 기법은 의학과 유전공학, 제약 산업 등에 응용되었다. 대장균이 현대 생물학에서 가장 중요한 모델 생물이라고 하는 것은 절대 과장이 아닌 셈이다.

분자생물학 혁명을 이끈 대장균 연구 중에서 가장 대표적인 것을 들라면 자코브와 모노에 의한 유전자 조절 이론이라고 할 수 있다. 프랑스의 생물학자 프랑수아 자코브(Francois Jacob, 1920-2013)와 자크 모노(Jacques Monod, 1910-1976)는 제2차 세계대전 때 독일에 저항하는 레지스탕스로도 활약했다. 자코브는 원래 외과의사가 되려고 했으나 전쟁 중 폭탄 폭발로 부상을 입게 되면서 꿈이 수포로 돌아갔고, 결국 전쟁이 끝난 후 파리의 파스퇴르연구소에서 생물학을 전공했던 모노와 함께 세균에 대한 연구를 시작했다. 그들은 세균이 당을 어떻게 이용하는지 밝혀 내려고 했으며 이 연구에서 선택한 세균이 바로 대장균이었다.

자코브와 모노는 대장균이 포도당과 젖당이라는 두 종류의 당을 모두 생장에 이용할 수 있다는 것을 알아냈다. 배지에 포도당이 풍부한 상황이라면 젖당이 있든 없든 포도당을 이용해서 단백질을 합성하여 생장했다. 하지만 포도당이 없으면 대장균은 젖당을 이용했다. 이 단순한 상황에 대해 자코브와 모노는 깊이 성찰했고, 유전자의 조절 메커니즘이라는 중요한 발견을 해냈다. 대장균이 젖당을 이용해서 생장한다는 얘기는 젖당을 투과하고 분해하는 효소를 만들어 낸다는 것이었다. 그런데 포도당이 있어 젖당을 이용할 필요가 없거나, 젖당이 없을 때는 억제인자가 항상 존재하면서 대장균의 DNA(정확히는 작동부위라고 한다)에 달라붙어 젖당을 이용하는 데 필요한 유전자들의 단백질 생산을 방해한다. 그러다 포도당을 다 소모한 상태에서 젖당이 있으면 이 젖당, 또는 젖당이 변형된 물질이 억제인자와 결합하여 억제 작용을 할 수 없도록 만들어 유전자가 젖당을 이용하는 데 필요한 효소를 만들 수 있도록 하는 것이다. 즉, 유전자의 발현이 회로의 스위치처럼 조절되는 메커니즘인 것이다. 그들은 이러한 구조를 '오페론'operon이라고 불렀다. 자코브와 모노는 대장균의 유전체가 필요한 단백질들을 적절한 시점과 장소에서 합성하기 위한 일종의 생물학적 제조 공정이라는 것과 그것을 위해서 유전자와 함께 그것을 제어하는 스위치가 존재한다는 것을 처음으로 밝혀냈다. '젖당 오페론lac operon'이라고 하는 이 유전자 조절 과정은 고등학교 생명과학에서도 중요하게 배우는 내용으로 수능에도 단골로 출제되기도 한다. 그만큼 논리적이면서 중요하다. 자코브와 모노는 이 연구로 1965년 노벨 생리·의학상을 받았다.

　모델 생물에 대한 연구 결과는 다른 생물에도 적용된다는 점에서 강력하다. 자코브와 모노가 밝혀낸 유전자 조절 메커니즘은 세균뿐 아니라 그보다 훨씬 복잡한 생물에서 일어나는 작용을 이해하는 데 단초가 되었다. 그래서 자코브는 "대장균에서 맞는 사실은 코끼리에서도 맞는 사실이다"란 말로 대장균의 역할을 웅변했다. 이처럼 인간보다 더 잘 알고 있는(혹은 그렇다고 여기고 있는) 대장균은 무진장한 잠재력을 가진 모델 생물로 여전히 매력적이다.

2

자신이 이름 붙인
세균에 감염되어 죽다

폐렴간균, 에드윈 클레프스

폐렴간균의 발견과 그람 염색법

우리말로 폐렴간균, 혹은 폐간균, 폐막대균 등으로 불리는 클렙시엘라 뉴모니에^{Klebsiella pneumoniae}는 그람 음성균에 속하는 세균으로 대장균과 함께 대표적인 장내 세균이다. 운동성은 없는 세균이지만 다당류로 되어 있는 협막^{capsule}이 겉을 둘러싸고 있어 이 협막이 가장 중요한 병독성의 원인으로 꼽힌다. 환경에도 존재하고, 사람의 장이나 구강인두의 점막에 별 증상 없이 서식하기도 한다. 그러다 면역력이 약해지면 몸속으로 침투하여 마수를 드러내는 세균이다. 최근에는 병원 내 감염의 주요 원인균으로 꼽히고 있으며, 항생제 내성률도 높아 치료에 골치를 썩이는 위험한 세균이다.

이 세균은 1882년 독일의 병리학자이자 미생물학자인 칼 프리들랜더(Carl Friedländer, 1847-1887)가 폐렴으로 사망한 환자들의 폐에서 처음 분리했다. *Klebsiella*라는 이름이 붙여진 것은 1886년이었다. *Klebsiella*라는 속명은 독일의 세균학자인 에드윈 클레프스(Edwin Klebs, 1834-1913)를 기려 명명된 것이다. 사실 클레프스 역시 1875년 폐렴으로 죽은 환자의 기도에서 이 세균을 관찰한 적이 있었다. 하지만 클레프스는 폐렴과 이 세균과의 관련성을 명확히 파악하지 못했다. 몇 년 후 프리들랜더가 폐렴으로 죽은 환자들의 폐에서 매번 같은 균이 분리되는 것을 관찰했고, 이것이 폐렴의 원인균임을 강력하게 주장했다.

프리들랜더는 1881년 가을, 대엽성 폐렴lobar pneumonia으로 죽은 여덟 명의 환자의 분비물을 조사했다. 그는 환자의 샘플을 몇 년 전 코흐가 개발한 염색법인 아닐린 염료로 염색하여 세균을 관찰할 수 있었고, 이를 1882년 논문으로 발표한다. 그런데 아이러니하게도 후대 학자들은 프리들랜더가 관찰한 세균이 폐렴간균, 즉 *K. pneumoniae*가 아니었을 가능성이 높은 것으로 보고 있다. 대신에 폐렴구균Streptococcus pneumoniae이었을 가능성이 높다고 본다. 폐렴간균은 그람 음성균이고, 폐렴구균는 그람 양성균이라 그람 염색법Gram staining을 이용하면 금방 구분된다. 지금은 세균학에서 가장 기초가 되는 간단한 방법인 그람 염색법이 덴마크 출신 의사이자 프리들랜더의 제자였던 한스 크리스티안 그람(Hans Christian Gram, 1853-1938)에 의해 1884년에야 개발되었으니 당시에는 쉽게 구분되지 않았을 것이다.

여기서 잠깐 그람 염색법에 대해 알아보면, 그람 염색법은 세균의 세포벽에 따라 염료의 탈색 여부가 달라져서 세균을 구분할 수 있는 방법이다. 일단 세균 시료를 슬라이드에 잘 펴서 놓고 열을 가해서 고정시킨 후, 1차 염료인 크리스털 바이올렛으로 염색한다. 거기에 아이오딘(요오드)를 첨가하는데, 이렇게 하면 크리스털 바이올렛과 아이오딘이 결합하게 된다. 다음에는 알코올이나 아세톤으로 슬라이드를 씻어내는데, 이렇게 하면 세균의 세포벽에 결합하지 않은 1차 염료가 씻기고, 반대로 세포벽에 잘 결합한 염료 복합체는 그대로 남아 있게 된다. 이른바 그람 양성균의 경우에는 세포벽이 두꺼워서 염료가 세포벽에 결합한 채로 남

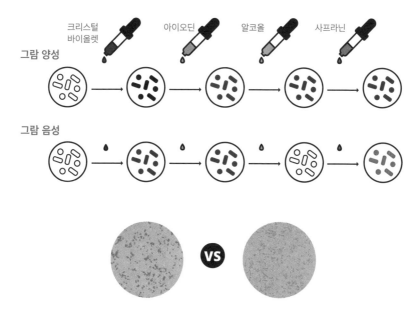

▲ 그람 양성균(왼쪽)과 그람 음성균(오른쪽)의 그람 염색 결과

아 있지만, 세포벽이 얇은 그람 음성균의 경우에는 염료가 씻겨 나간다. 마지막으로 붉은색의 사프라닌을 처리해서 대비 염색을 시키면 1차 염료가 남아 있는 그람 양성균은 보라색, 1차 염료가 씻겨 나간 그람 음성균은 사프라닌으로 염색되어 붉은색을 띠게 된다.

　이 방법은 단순히 세균을 잘 보기 위한 염색법을 개발하다 서로 다른 두 가지 특징을 가진 세균을 발견하게 된 것인데, 이 두 그룹이 진화적으로도 뚜렷하게 구분이 되는, 말하자면 자연분류에 해당하는 것이 알려지면서 더욱 많이 쓰이게 되었다. 참고로 그람 염색법을 개발한 그람의 이름을 딴 세균도 있다. 바로 2005년에 우리나라 한남대학교 김인섭 교수팀이 성게에서 처음 분리하여 발표한 *Gramella*라고 하는 세균이다.

그런데 앞에서도 잠깐 얘기했듯이 폐렴간균, 즉 *K. pneumoniae*와 폐렴구균^{S. pneumoniae}은 모두 폐렴 환자들에서 발견되지만 하나는 그람 음성균이고, 다른 하나는 그람 양성균이기 때문에 그람 염색법으로 쉽게 구분이 가는 세균으로 요즘에는 헷갈릴 우려가 거의 없다. 게다가 하나는 막대 모양^{K. pneumoniae, 폐렴간균}이고, 다른 하나는 공 모양^{S. pneumoniae, 폐렴구균}이니 그것으로도 구분될 수 있었을 것이다. 하지만 현미경을 통해 세균을 관찰해 본 사람은 알겠지만 그게 또 그렇게 쉬운 건 아니다. 또 사람은 보고 싶은 것만 보기도 한다.

자신이 발견한 세균에 감염되어 죽다

어쨌든 다음해 프리들랜더는 폐렴간균과 관련한 두 번째 논문을 발표한다. 이 논문에서 그는 50명의 환자를 조사했고, 거의 모든 환자의 조직에서 세균을 관찰할 수 있었다고 기술했다. 그런데 여기서 그는 그람의 염색 방법을 처음으로 사용했다. 그러니까 그람이 자신의 방법을 발표하기 전에 이미 그람 염색법이라고 하는 당시 최신의 방법을 이용하고 있었던 셈이다. 이 두 번째 논문에서도 폐렴구균과 폐렴간균이 섞여 있었을 가능성이 높은 것으로 보이지만, 어쨌든 그는 이 세균의 형태적 특징과 병독성 등에 대해서 꽤 자세히 연구해 발표했다. 그래서 누구도 폐렴간균 발견의 공로가 그에게 있다는 것을 부인하지 않고, 이 세균을 "프리들랜더의 세균^{Friedländer's bacillus}"이라 부르는 것이다.

그런데 의료 현장에 앰풀^{ampoule}을 도입한 것으로도 유명한 프리들랜더는 일찍 세상을 떠났다. 폐렴간균 발견 이후 얼마 안 지나 마흔 살이라는 젊은 나이로 죽게 되는데, 사인은 폐렴이었다. 아마도 원인균은 그가 발견한 바로 그 세균인 폐렴간균이었을 것으로 보고 있다. 우연이었을지도 모르지만, 어쩌면 그가 이 세균을 너무 많이 들여다보고 연구를 열심히 한 탓도 있지 않았

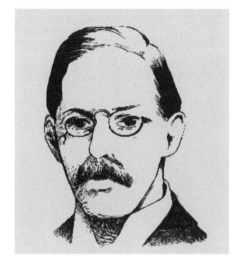

▲ 칼 프리들랜더(그림: 고민석)

을까? 당시에는 세균을 다루는 데 대한 안전 규정 같은 것도 없었을 테니 말이다. 마리 퀴리가 방사성 물질을 오래 연구한 결과 너무 많이 노출되어 결국은 암으로 사망한 것과 비슷한 사례가 아닐까 싶다.

클레프스의 감염 4가지 기본 조건

이 세균에 *Klebsiella*라는 이름을 붙인 사람은 누구였을까? 세균의 이름에 관한 공식적인 데이터베이스인 LPSN에 따르면 이 세균을 발견한 지얼마 안 되어 1885년 트레비잔Vittore Trevisan이라는 이탈리아 사람이 에드윈 클레프스의 이름을 따서 속명을 지은 것으로 나온다. 그가 발표한 논문에는 *Klebsiella*뿐만 아니라 수막균이나 임균 등을 포함하는 *Neisseria*

와 같은 속(이 역시 알베르트 나이서Albert Ludwig Sigesmund Neisser라는 세균학자의 이름에서 온 것이다)도 함께 기술되어 있는데 아마 그때까지 발표되었지만, 제대로 명명이 되지 않은 여러 세균들을 당시 유명한 세균학자들의 이름을 붙여 정리하려는 의도였던 것으로 보인다.

그렇다면 이 세균의 이름을 차지한 클레프스는 어떤 인물이었을까? 파스퇴르나 코흐와 동시대 인물인 그는 근대 병리학의 창시자라 일컬어지는 루돌프 피르호(Rudolf Ludwig Karl Virchow, 1821-1902)에게 배웠고, 그의 밑에서 조수로 일하며 연구 경력을 쌓았다. 이후 그는 베른, 뷔르츠부르크, 프라하, 취리히 등에서 병리학 교수 및 학과장을 지냈는데, 그동안 병리학 및 병리해부 관련 책들을 출판하였다.

취리히에서 그는 상기도막힘증이 있는 환자의 점막으로부터 세균을 분리하였는데 프리드리히 뢰플러(Friedrich August Johannes Löffler, 1852-1915)가 이 세균이 코흐의 4원칙Koch's four postulates에 부합하는 것을 밝혀 실제 병원균임을 입증했다. 이 세균이 디프테리아균Corynebacterium diphtheriae인데, 그래서 디프테리아균을 클렙스-뢰플러균Klebs-Löffler bacillus이라고 부르기도 한다. 뿐만 아니라 결핵, 탄저병, 말라리아 연구에도 적지 않은 업적을 남겼다.

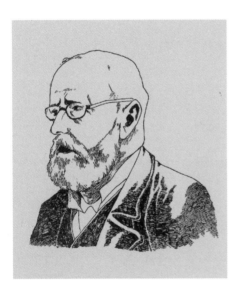

▲ 에드윈 클레프스(그림: 고민석)

클레프스는 코흐가 병원균에 관한 "4 원칙"을 내놓기 전인 1876년 세균과 질병과의 관계에 관한 4개 기본 조건을 제시하기도 했다. 그가 제시한 것은 다음과 같은 것이었다.

1. 모든 세균은 병을 일으킨다.
2. 세균은 저절로 생기지 않는다.
3. 모든 질환은 세균에 의해서만 생긴다.
4. 뚜렷한 특징을 보이는 질환을 일으키는 세균은 역시 뚜렷한 특징을 갖는다.

이것은 세균에 대한 연구 전략 같은 것이었는데, 생물속생설에 해당하는 두 번째 조건을 제외하고는 오늘날 받아들이기 힘든 것들이다. 하지만 당시 세균학에서 연구에 토대를 제공하는 데 중요한 역할을 한 것으로 평가받기도 한다. 세균병인론이 막 태동하던 시절이란 걸 감안하면 굉장히 명쾌한 생각이었다. 세균학자로서 자신감이 느껴진 달까?

클레프스의 이름은 다른 생물에서도 찾을 수가 있는데, 바로 녹조류의 일종인 *Klebsormidium*이다. 1972년의 일인데 녹조류에 어떻게 그의 이름이 붙여지게 되었는지는 좀 난데없단 생각도 든다. 세균을 찾아내고 연구하다 그 세균에 감염되어 죽은 사람이 있고, 그 세균과는 전혀 관련이 없지만 세균의 학명에 이름이 남은 사람이 있다.

3

순한 양으로 생각했는데
호랑이였다

아시네토박터 바우마니, 폴 보우먼

이라크에서 관심 받기 시작하다

그람 음성균인 아시네토박터 바우마니*Acinetobacter baumannii*는 대장균, 폐렴
구균, 녹농균, 고초균, 이질균처럼 널리 불리는 우리말 이름이 없다. 녹농
균*Pseudomonas aeruginosa*처럼 젖당을 발효하지 않는 특징 정도나 관심을 끌었
을 뿐 오랫동안 이 세균에 대해 관심이 없었기 때문이라고 할 수 있다(요
즘에는 애써 우리말 명칭을 짓는 경우가 드물어지기도 했다). 사람들은 이 세균
이 병을 일으킨다고 생각하지 않았고, 그래서 1990년대 이전까지만 하
더라도 이 세균에 주목하는 이가 거의 없었고 연구하는 이도 드물었다.
병원에서 아시네토박터가 분리되면 바로 쓰레기통에 버렸다. 물론 멸균
한 후였겠지만.

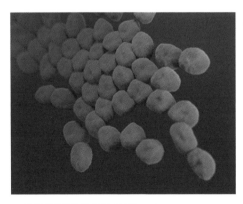

▲ 아시네토박터 바우마니(미국 CDC)

그러다 1990년대,
2000년대 들면서 이 세균
을 둘러싼 상황이 돌변하
기 시작했다. 중환자실에
서 아시네토박터에 감염된
환자가 나오고 사망하는
경우가 생기기 시작한 것

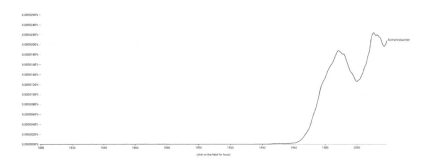

▲ 구글 엔그램(https://books.google.com/ngrams)에서 "Acinetobacter"가 언급된 문헌 수 변화

이다. 사람들이 이 세균에 특히 관심을 가지게 된 계기는 9.11 테러 이후 벌어진 이라크 전쟁이었다. 이라크 전쟁에서 미국은 대량 살상 무기를 이유로 이라크를 침공했고, 사담 후세인 대통령을 권좌에서 끌어내렸다. 이때 이라크에 파병되었다 부상을 입고 돌아온 병사들 중 의문의 감염 환자들이 급증했는데, 바로 아시네토박터 바우마니라는 세균에 감염된 환자들이었다. 당시 워싱턴 DC에 있는 월터리드 육군병원에 입원한 병사 환자 중 거의 10%가 이 세균에 감염된 것으로 확인되기도 했다.[*] 나중에 분석한 결과, 주로 전쟁터에서 부상당한 병사가 후방으로 후송되는 과정에서 이 세균에 감염된 것으로 파악되었다. 아시네토박터 바우마니는 평소 흙이나 물에 존재하는 세균이기 때문에 어디서든 감염될 수 있으며, 또 다양한 환경 조건에서 잘 살아남기 때문에 병원으로 들어와도 병원 환경에 잘 적응하였다. 특히 군인들을 잘 대우한다고 알려진 미국에서 병사들이 감염되자 이제 이 세균을 무시할 수 없는 상황이 되

*   이런 이유로 이 세균의 별명이 "Iraqibacter", 즉 "이라크균"이 되었다.

었다.

구글 엔그램의 데이터를 보더라도 1990년대 들어서 이 세균에 관심을 가지기 시작하다 관심이 수그러들 즈음 2000년대 갑자기 증가하는 상황을 알 수 있다.

세균 감염을 치료하기 위해 병원의 의사들은 항생제를 사용할 수밖에 없었고, 항생제 사용에 따라 이 세균은 놀라운 속도로 항생제 내성을 획득하였다. 그래서 여러 항생제에 내성을 갖는 이른바 다제내성multidrug resistant 아시네토박터 바우마니가 급증하였고, 이제는 병원에서 가장 골치 아픈 세균이 되었다. 2010년 미국감염학회에서 시급히 대처가 필요한 병원균으로 정한, 이른바 ESKAPE 병원균Enterococcus faecium, Staphylococcus aureus, Klebsiella pneumoniae, Acinetobacter baumannii, Pseudomonas aeruginosa, Enterobacter cloacae에도 포함되었고, 2017년 세계보건기구WHO에서 발표한 항생제 개발이 가장 필요한 병원균 순위 목록에서 첫 번째를 차지하기도 했다. 이전까지 순한 양으로 여겨졌던 세균이 21세기 들면서 무서운 호랑이로 변해버린 것이다.

이 세균이 세간의 주목을 받은 사례는 또 있었다. 2010년 8월 우리나라 언론은 일본 도쿄의 한 대학 병원에서 벌어지고 있는 일을 일제히 보도했다. 병원에 입원한 수십 명의 환자가 같은 세균에 집단으로 감염되어 그중 일부가 사망했는데, TV 화면과 신문 사진은 허리를 90도로 숙이며 사과하는 병원 관계자를 보여줬다. 원인이 된 세균이 바로 다제내성 아시네토박터 바우마니였다.

그렇다면 우리나라는 어떨까? 사실 우리도 다를 바가 없었다. 이전에 그 정도로 화제가 되지 않았을 뿐이지 병원 중환자실에서는 이 세균에 의한 병원 내 감염이 지속적으로 이뤄지고 있었고, 항생제 내성률은 이미 굉장히 높은 상황이었으며, 이로 인한 사망도 아마도 적지 않았을 것이다. 실은 논문으로도 발표되었지만 관심을 갖는 사람이 없었던 것뿐이었다. 이어진 우리나라 아시네토박터 감염 실태에 대한 조사 이후에 당시 인도와 파키스탄에 존재하던 NDM-1 생성 폐렴간균의 유럽, 이어서 세계적으로 확산된 상황과 더불어 당시 한 종만 지정되어 있던 항생제 내성균 관련 법정 전염병을 6종까지 늘리게 된 계기가 되었다.*

폴 보우먼

그렇다면 아시네토박터 바우마니에는 어떤 사람의 이름이 있을까? 아시네토박터Acinetobacter라는 속명은 'akineto', 즉 '움직이지 않는'이라는 의미를 가지고 있는 그리스어에서 왔다(그래서 앞에서는 이 세균에 대해 우리말 이름이 없다고 했지만, 간혹 '부동간균', 즉 '움직이지 않는 막대 모양의 세균'이라고 부르는 이도 있다. 그런데 종종 운동성이 있는 아시네토박터가 발견된다). 종소명인 "*baumannii*"가 바로 폴 보우먼Paul Baumann이라는 미국 세균학자의 이름에서 온 것이다.

---

* 이때 지정된 6종의 법정 감염병은 반코마이신 내성 황색포도상구균(vancomycin-resistant *Staphylococcus aureus*, VRSA), 빈코마이신 내성 장구균(vancomycin-resistant Enterococci, VRE), 메티실린 내성 황색포도상구균(methicillin-resistant *Staphylococcus aureus*, MRSA), 다제내성 녹농균(multidrug-resistant *Pseudomonas aeruginosa*), 다제내성 아시네토박터 바우마니균(multidrug-resistant *Acinetobacter baumannii*), 카바페넴 내성 장내세균속 (carbapenem-resistant Enterobacteriaceae) 균종이다.

폴 보우먼은 여기에 소개하는 많은 연구자들과 달리 현재도 살아 있는 인물이다. 캘리포니아 대학교 데이비스 캠퍼스UC Davis 에서 오랫동안 교수를 지냈고(현재는 명예교수) 오랜 동료이자 아내인 린다 보우먼Linda Baumann과 함께 DNA 염기 서열 결정과 같은 유전학 기술을 미생물에 적용한 첫 미생물학자

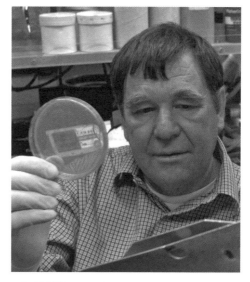

▲ 폴 보우먼(UC Davis)

중 한 명으로 알려져 있다. 그가 이 별 볼 일 없었던 세균의 이름을 차지하게 된 것은 1968년에 발표한 논문 때문이었다.

폴 보우먼은 1911년에 마르티누스 베이제링크(Martinus Willem Beijerinck, 1851-1931)가 처음 발견하였지만 제대로 기술되지 않았던* 세균에 대한 특징을 조사했고, *Acinetobacter*라는 속명을 제안하면서 아시네토박터 칼코아세티쿠스*Acinetobacter calcoaceticus*라고 새로이 명명하고 아시네토박터속의 기준 종으로 삼았다. 또한 같은 해에 발표한 다른 논문에서 토양과 물에서 아시네토박터를 분리하여 배양하는 방법을 밝

---

* 베이제링크는 자신이 발견한 세균에 "*Micrococcus calcoaceticus*"라는 이름을 붙였다. 그런데 문제는 현재의 *Acinetobacter*는 그람 음성균인데 반해 *Micrococcus*는 그람 양성균이라는 점이다. 아마도 그람 염색 실험에 문제가 있었을 것으로 보인다.

힌 논문을 발표하면서 이 세균이 주로 생태학적으로 중요할 수 있다고 주장했다. 1986년에 프랑스의 부베P. J. M. Bouvet와 그리몽P. A. D. Grimont이 이런 보우먼의 업적을 기려 아시네토박터속을 기술하면서 한 세균을 *Acinetobacter baumannii*로 명명했다.

사실 보우먼의 주된 연구 주제는 아시네토박터가 아니었다. 그도 그럴 것이 앞에서도 밝혔지만 당시에 이 세균에 관심을 갖는 사람은 거의 없었다. 그가 주로 연구한 것은 세균과 식물의 수액을 빨아먹는 곤충 사이의 공생 관계였고, 해양 세균인 *Vibrio*와 *Photobacterium*, *Alteromonas*, *Pseudomonas* 등에 대한 것이었다. 그가 캘리포니아 대학교 버클리 캠퍼스UC Berkeley에서 박사 학위를 받은 때가 1966년이었으니 아마도 아시네토박터에 대한 연구는 박사 학위 중에 수행한 연구였을 가능성이 높다. 아시네토박터를 다룬 논문을 낼 때 그의 소속도 버클리 캠퍼스였다.

보우먼이라는 이름이 붙여진 세균은 아시네토박터 바우마니만이 아니다. *Oceanimonas baumannii*라고 하는 해양 세균이 있다. 아시네토박터 바우마니가 폴 보우먼만을 따라 지어진 이름이라면 이 세균에서 *baumannii*라는 종소명은 아내 린다까지 포함한 이름인데, 1983년 그들이 찾아내고 명명했던 *Pseudomonas duodoroffii*에 대해 2001년 연구자들이 *Pseudomonas*속과는 다른 특징을 알아내 *Oceanimonas*라는 새로운 속을 만들고 그 속에 속하는 하나의 종에 폴과 린다의 이름을 붙인 것이었다.

세이퍼트와 국윤호

아시네토박터속에 속하는 종 중에는 아시네토박터 바우마니 말고도 사람 이름을 바탕으로 지어진 이름이 적지 않다. 그중 하나가 아시네토박터 료피^Acinetobacter lwoffii다. 발음하기도 곤란한 학명을 가진 이 세균은 1954년에 브리소^J. Brisou와 프레보^A. R. Prévot라는 프랑스 세균학자가 아크로모박터^Achromobacter속에 포함시키며 앙드레 르보프(André Lwoff, 1902-1994)의 이름을 따서 명명했다. 이 세균을 아시네토박터속으로 옮긴 게 1986년 부베와 그리몽이었다. *Acinetobacter baumannii*라는 학명을 제안한 바로 그 논문이었다. 그런데 이 르보프는 이미 앞의 대장균을 다루는 장에서 언급했어도 무방했을 미생물학자다. 대장균에서 유전자 조절 메커니즘인 젖당 오페론을 발견해서 1965년에 노벨 생리·의학상을 수상한 과학자로 프랑수아 자코브와 자크 모노에 대해 얘기했는데, 사실 그때 노벨상을 함께 수상한 과학자가 한 명 더 있었다. 바로 앙드레 르보프였다.

르보프는 세균의 생장에 관한 연구와 박테리오파지와 폴리오바이러스 등에 대한 연구를 선구적으로 수행한 과학자인데, 결정적으로 그는 자코브와 모노가 일했던 파스퇴르연구소의 미생물생리연구실 책임자였다. 그가 노벨상을 받게 된 데에는 아무래도 훌륭한 연구원을 둔 덕택이 컸다고 할 수 있겠지만, 그런 연구를 할 수 있는 환경을 만들어 준 책임자 덕에 자코브와 모노가 훌륭한 연구를 할 수 있었다고도 할 수 있을 것 같다. '자코브와 모노의 오페론설'이라고 해서 르보프의 이름은 언급되지 않는 데 반해, 세균의 학명에 이름을 남기고 있는 것은 르보프뿐이다.[*]

이어서 두 개의 종에 대해서 얘기하려고 하는데, 바로 아시네토박터 세이퍼티$^{Acinetobacter\ seifertii}$와 아시네토박터 국기$^{Acinetobacter\ kookii}$다. *A. seifertii*는 2015년에야 발표되고 종으로 인정받은 세균으로 해럴드 세이퍼트$^{Harald\ Seifert}$라고 하는 독일 미생물학자의 이름에서 왔고, *A. kookii*는 2013년에 우리나라의 국윤호 교수의 이름을 따서 발표된 종이다. *A. kookii*가 먼저 발표되었지만, *A. seifertii*부터 얘기하는 게 순서일 것 같다. 모두 나와 관계있는 얘기다.

일단 배경 설명부터 하자면 이렇다. 아시네토박터속의 종들에 대해서는 오랫동안 정리가 되지 않은 상태였다. 아마도 앞서 얘기한 대로 이 세균들에 관심이 많지 않아서였을 것이다. 처음 아시네토박터속의 종들을 구분할 때 DNA 혼성화 정도에 따른 유전적인 거리에 따라서 분류했기 때문에 유전적 종, 즉 "genomic species(또는 genomospecies) 몇 번", 이런 식으로 이름이 붙었었다. 기준 종$^{type\ species}$인 *A. calcoaceticus*나 가장 많이 분리되는 종인 아시네토박터 바우마니 외에 몇몇 종은 이름도 붙고 특성도 기술되었지만, 다른 것들은 오랫동안 종도 아니고 종이 아닌 것도 아닌 묘한 상황으로 남아 있었다. 그중 대표적인 것이 *A. pittii*와 *A. nosocomialis*였다. 이것들은 각각 *Acinetobacter* genomic species 3와 13TU라고 불리던 것들인데, 이 종들은 아시네토박터 바우마니와 상당히 유사해서 *A. calcoaceticus-A. baumannii* complex, 또는 *A. baumannii* complex라고 하는 그룹에 포함된다. 이 종들은 2011년에 이르러서야 알렉산더 네멕$^{Alexandr\ Nemec}$ 등에 의해서 유전적, 형태적 특징

---

* 자코브의 경우엔 두 개의 종이 그의 이름을 기려 지은 것으로 보이는데, 유효한 발표가 아니라 인정받고 있지 못한 상태다.

이 기술되면서 *A. pittii*와 *A. nosocomialis*라고 하는 제대로 된 이름을 갖게 되었다.

나는 2006년 정도부터 아시네토박터에 대해 연구를 시작했다. 당시는 아시네토박터에 대한 연구가 우리나라에서는 아직 활발하지 않았을 때였다. 그래서 어떤 종들이 있는지 항생제 내성은 어떤지 등 기초적인 것부터 알아야 했다. 당시 병원의 미생물검사실에서는 종 수준까지 분류해서 보고하지 않았기 때문에 종 동정species identification부터 해야 했다. 대부분 아시네토박터 바우마니일 거라고 예상했는데(병원의 미생물검사실에서는 그렇게 동정하고 보고해 왔으니까) 웬걸 이것들이 여러 개의 분명한 그룹으로 나눠지는 것이었다. 일단 subgroup I, II, III 이렇게 세 그룹으로 나눴다. 이 중 subgroup I이 진짜 바우마니였고, subgroup II는 당시 *Acinetobacter* genomic species 13TU라 불리던 것이었다(앞에 얘기한 대로 이게 나중에 *A. nosocomialis*라는 이름을 갖게 된다). 문제는 subgroup III이었다. 이건 아무리 분석해도 genomic species 번호도 붙여져 있지 않은 새로운 그룹이었다. 다른 나라에서 보고된 것도 찾을 수가 없었다. 몇 년 궁리하다 새로운 종으로 보고해야겠다는 생각이 들어 특징 연구를 시작했다. 그러던 와중에 체코의 네멕 박사의 논문이 발표된 것이다. *A. nosocomialis*, *A. pittii*라는 종을 새로 명명한 것도 그였는데, 아시네토박터속의 종들에 대한 연구를 가장 활발히 하는 연구자였다. 그가 *A. seifertii*라는 이름으로 발표한 종에 대한 논문을 봤더니 그게 바로 내가 새로운 종으로 발표할까 고민 중이던 그 세균들이었다. 내가 한 발짝 늦은 셈이었다.

그렇다면 이 종의 이름을 차지한 세이퍼트Harald Seifert는 어떤 사람일까? 세이퍼트는 독일 쾰른에 위치한 쾰른 대학 병원University Hospital Cologne 교수로 주로 병원 감염과 항생제 내성 세균 감염에 대해 연구해 왔다. 지금까지 200편이 넘는 논문을 발표했고, 지금도 많은 논문의 공저자로 참여하며 활발히 연구 활동을 이어가고 있는 미생물학자이다. 그가 발표한 논문 가운데 거의 절반이 아시네토박터에 관한 논문일 만큼 그의 주요 연구 대상은 아시네토박터라고 할 수 있다. 그의 아시네토박터 연구는 분자 역학, 항생제 내성이나 독성, 임상적 영향 등에 관한 것인데, 특히 독일을 비롯한 유럽뿐만 아니라 미국, 남미, 아시아, 아프리카 등 다양한 지역의 연구자들과 함께 논문을 내고 있는 등 국제적으로 공동 연구를 활발히 수행하는 연구자이기도 하다.

네멕 박사가 자신이 발표하는 종에 세이퍼트 교수의 이름을 붙인 건 개인적인 인연이 있어서는 아닌 것 같다. 체코 태생의 네멕 박사는 현재 체코의 카를로바 대학교Charles University 의학과에 재직 중인데, 2003년 이래 여러 아시네토박터 신종을 발표해왔다. 세이퍼트 말고도 여러 미생물학자의 이름을 아시네토박터의 종 이름으로 제안했는데(A. bereziniae 와 A. guillouiae은 프랑스의 Eugénie Bergogne-Bérézin와 Marie-Laure Joly-Guillou, A. beijerinckii는 독일의 Martinus Willem Beijerinck, A. gyllenbergii는 핀란드의 Helge G. Gyllenberg, A. courvalinii는 프랑스의 Patrice Courvalin, A. vivianii는 영국의 Alan Vivian), 이들의 국적을 보면 프랑스, 독일, 핀란드, 영국 등으로 다양하지만 모두 미생물학자라는 공통점이 있다. 이 중 아시네토박터을 연구한 이는 세이퍼트 말고는 쿠르발린P. Courvalin, 베이제링크M. W. Beijerinck 정도일 뿐이다. 어쩌면 자신이 기념하고 싶은 사람을 남들에게 각인시키는 방법이 이처럼 새로운 종에 그 사람의 이름을 이용하는 것인지도 모르겠다.

A. kookii는 내가 발표한 종이다. 이 종을 발표한 논문을 보면 방금 얘기한 세이퍼트 교수가 공저자로 참여했다. 우리 연구팀은 토양이나 생활환경 등에 어떤 세균들이 존재하는지에 대한 연구 과제를 수행한 적이 있다. 그 연구를 통해 토양에서 분리된 아시네토박터속에 속하는 균주 중에 기존에 발표된 종과는 다른 것들이 있었다. 세균의 종 동정에 가장 널리 쓰이는 16S rRNA 유전자 염기 서열을 조사한 결과와 다른 유전자들(rpoB와 gyrB)의 결과가 모두 새로운 종이라는 것을 가리키고 있었고, 그 밖에 생화학적 특징이나 표현형의 특징을 조사해서 신종 발표를 준비했다. 균주들을 한국과 일본에 있는 공인 기탁 기관에 기탁하고, 염기 서열도 등록한 후 논문 원고를 써서 미생물 신종 발표의 공식적인 저널인 〈International Journal of Systematic and Evolutionary Microbiology^{IJSEM}〉에 투고했다.

얼마나 지났을까? 심사 결과를 기다리고 있는데, 네덜란드 레이든 대학교^{Leiden University}의 다이크쇼른^{Lenie Dijkshoorn} 교수로부터 이메일이 한 통 날아들었다. 다이크쇼른 교수는 아시네토박터 연구의 대가로 널리 알려진 인물이었기 때문에(물론 다이크쇼른 교수의 이름을 딴 Acinetobacter dijkshoorniae라는 종이 있다) 그가 내 논문을 심사하는 편집자구나, 논문 심사 결과가 나왔구나, 하고 생각했다. 그런데 그게 아니었다. 그가 내 논문 원고를 심사하고 있던 것은 사실이었다. 그런데 그는 내 논문을 봤더니 자신이 가지고 있는 균주들과 내가 신종으로 발표하려고 하는 균주들이 같은 종에 속하는 균주인 것 같다는 것이었다. 그가 언급하고 있는 균주들은 독일, 네덜란드, 말레이시아, 태국 등에서 분리한 것이었는데, 필요하다면 보내줄 테니 분석하고 논문에 함께 언급해달라는 것이었다. 본인은 논문의 공동 저자면 만족한다는 말과 함께.

좀 놀랐다. 그가 좀 비양심적이라면 우리 논문을 깔고 앉은 다음에 본인의 연구 결과를 먼저 발표할 수도 있었을 것이다(사실 그런 일은 심심찮게 일어나는 것으로 알려져 있다). 아니면 우리 논문은 그대로 진행하더라도 자신의 균주를 가지고 또 다른 일을 할 수도 있었을 것이라 본다. 하지만 그는 그렇게 하지 않고 정직하게 상황을 얘기하고, 균주까지 보내줬다. 자신을 포함한 세 명만 공동 저자로 포함시켜 주면 된다는 조건뿐이었다. 그 명단에 세이퍼트가 있었다. 그렇게 순식간에 아시네토박터균 연구의 대가들과 에르되시 수$^{Erdős\ number}$가 1이 되었다.[*]

그때 발표한 신종이 바로 *A. kookii*였다. 앞에서도 얘기했지만 이 세균의 종명은 서울대학교 의과 대학 국윤호 교수님의 성을 따라 지은 것이었다. 나는 국윤호 교수님 연구실에서 박사후(Post-doc) 연구원으로 일했었다. 그분이 아시네토박터를 연구한 적은 없었지만, 세균 신종을 발표하면서 어떤 세균에든 그분의 이름을 넣고 싶었다. 약 10종의 세균 신종을 발표했지만 모두 지역이나 기관 등의 이름을 이용해서 종명을 지었는데, 내가 사람 이름을 세균 신종에 넣은 것은 이 *A. kookii*가 처음이자 마

---

[*] '에르되시 수'란 연구 네트워크상에서 한 사람이 다른 사람과 연결되는 단계를 나타내는 수이다. 헝가리 출신의 수학자 에르되시는 고정적인 적을 두지 않고 세계를 여행하면 굉장히 많은 연구자들과 공동 연구를 하고 논문을 냈다. 그래서 사람들이 에르되시와 얼마나 가깝게 연결되었는지를 알아보기 시작했고 그게 에르되시 수로 알려지게 되었다. 예를 들어 A가 B와 함께 논문을 낸 적이 있다면 이 둘 사이의 에르되시 수는 1이다. 그런데 C라는 학자가 A와는 함께 논문을 낸 적이 없는데 B와는 논문을 낸 적이 있다면, A와 C 사이의 에르되시 수는 2, B와 C 사이의 에르되시 수는 1이다.

지막이다. 국윤호 교수님은 2021년에 정년 퇴임하셨는데, 코로나 19 탓에 퇴임 기념 강의도 온라인으로 할 수밖에 없었다. 잘 지내고 계시는지 궁금하다.

4

장질부사,
장티푸스 혹은 혐오

살모넬라, 다니엘 샐먼

장질부사

몇 년 전 어떤 모임에서 어떤 말을 들어본 적이 있는지 없는지를 두고 세대를 나누는 우스갯소리를 했던 적이 있다. 직업적으로는 아주 동질적인 모임이었고 나도 그리 나이가 많다고 생각하지 않았는데도 젊은 축에 드는 이들이 전혀 들어보지 못한 말들이 많다는 데 조금 놀란 적이 있다. 그때 나온 말 중 하나가 '장질부사'였다. 한자로는 腸窒扶斯라고 쓰는 이 말은 장티푸스를 가리키는 말이다.* 장티푸스는 살모넬라균, 그 중에서도 혈청형 티푸스Typhus에 의한 질병인데, 이 말 자체도 티푸스균에 의한 장腸 질환이라는 뜻으로 일본에서 한자와 서양말을 섞어 만든 말이다.

장티푸스는 과거엔 사망률이 매우 높은 감염 질환으로 우리나라에서는 『상록수』의 저자 심훈도 1936년 서른여섯 젊은 나이에 이 병으로 사망했으며, 고종의 후궁으로 명성황후 사망 후에는 황후 역할을 했고

---

* 장티푸스는 영어로 Typhoid fever다. '-oid'는 '……과 비슷한, ……와 닮은'이란 뜻을 가진 어미니 원래의 것이 있단 얘기다. 그건 바로 Typhus fever다. 즉, 발진티푸스로 나중에 얘기하지만 리케차에 의한 질병이다. 가톨릭대 유진홍 교수에 따르면, 우리나라 감염학에 기초를 세운 故 전종휘 교수는 장질부사나 (나중에 언급할) 콜레라를 의미하는 호열자와 같은 말을 일본식 음독이라는 이유로 끔찍하게 싫어했다고 한다.

영친왕의 모친이기도 한 엄귀비(정식 명칭은 순헌황귀비 엄씨)도 1911년 장티푸스로 사망하는 등 지위고하를 가리지 않았다. 동양화가로 유명한 운보 김기창은 귀가 들리지 않음에도 '바보 산수' 등 훌륭한 작품을 많이 남겼는데, 그가 청력을 잃은 것도 8세 때 앓은 장티푸스 때문이었다. 위생 상태가 좋지 못하던 1970년대까지만 해도 우리나라에서 한 해에 수천 명씩 장티푸스로 사망했다고 알려져 있다.

사실 우리나라에서 장질부사라는 말을 쓰기 전에 이 질환에 쓰이던 병명이 있다. 바로 '가장 무서운 질병'을 의미하는 '염병染病'이 그것이다.* 지금도 욕으로 쓰이는 '염병할 놈'의 염병이 바로 그것인데, '염병을 앓을'이란 말은 결국 '염병으로 죽을'이라는 뜻이 담긴 무시무시한 욕이었다. 그런데 일제강점기 때 이미 과거의 염병이 새로 원인이 밝혀진 장질부사라는 것을 알고 있었다.

다음은 1926년 『동광』 제4호에 실린 논설의 일부다(신동원의 『호환 마마 천연두』에서 재인용하면서 지금의 말로 바꿨다).

"아직도 조선에서는 여름이면 장질부사가 한철입니다. 장질부사로 죽는 사망률의 높고 낮은 것이 그 나라의 위생 지식의 표준이 됩니다. 위생이 발달된 나라일수록 이 병으로 죽는 사람이 드뭅니다. 장질부사 병의 원인은 역시 미균(미생물)인데 다른 미균과 마찬가지로 대단히 빨리 번식이 됩니다. 이 미균은 1880년에 '떠이취' 사람 '에베르트'가 발견하였답니다. 장

* 《조선왕조실록》에 이 '염병(染病)'이라는 단어가 모두 736번 등장한다고 한다. 특히 자주 등장한 시기는 17세기 숙종 때였는데, 당시는 전 지구상으로도 이상 저온으로 혼란을 겪던 시기였다.

질부사균은 살기 좋은 곳을 만나면 하루 동안에 한 마리가 여러 백만 마리가 됩니다. 거짓말이 아니라 실험해 본 결과입니다."

여기서 말하는 대로 살모넬라*Salmonella*는 1880년 독일의 칼 에베르트(Karl Eberth, 1835-1926)가 장티푸스 환자의 파이어 판Peyer's patch과 지라에서 처음 발견했다. 하지만 에베르트는 환자의 샘플에서 세균의 존재만 관찰했고, 실제로 이를 처음 배양한 것은 1년 후 개피(Geog Theodor August Gaffy, 1850-1918)였다. 다시 1년 후 테오발트 스미스(Theobald Smith, 1859-1934)가 이 세균에 *Salmonella enterica*라는 이름을 붙였다. 살모넬라라는 이름은 다니엘 샐먼(Daniel Elmer Salmon, 1850-1914)이라는 사람의 이름에서 온 것인데, 샐먼은 당시 스미스가 일하던 미국 농무부 수의과의 책임자로, 말하자면 직장 상사였던 셈이다. 존경받는 상사였으리라 믿는다.

샐먼과 스미스, '병독성 감소의 법칙'

샐먼은 미국 최초로 수의학 박사학위를 받은 수의사였다. 1872년에 코넬 대학교를 졸업하면서 수의사가 되었고, 4년 후 수의학 박사학위를 받았다. 대학 졸업 후 뉴저지의 뉴어크와 노스캐롤라이나의 애슈빌 등에서 수의사로 일하다 미국 농무부에 들어가 동물의 질병을 연구하기 시작했다. 농무부 내의 수의 관련 부서를 만들 것을 처음 제의했고, 이 부서는 나중에 동물산업국Bureau of Animal Industry으로 발전하게 되는데, 샐먼은 1884년 이 부서의 창립부터 1905년까지 책임자로 일했다. 그는 부서의 책임자로서 소에서 폐렴의 원인이 되는 *Mycoplasma mycoides* 근절, *Babesia*로 인한 텍사스 열Texas fever 또는 blackwater fever에 대한 연구와 함께 미국 내 육류에 대한 감시 체계 확립 등 적지 않은 업적을 남긴 것으로 알려지고 있다. 테오발트 스미스가 상사 이름을 자신이 발견한 세균에 붙인 것은 그의 업적에 대한 '진짜' 존경심에서 우러나온 것인지도 모른다.

그러나 스미스가 살모넬라라는 속명을 *Salmonella choleraesuis*(나중에 *Salmonella enterica*)*에 처음 쓴 것은 맞지만 *Salmonella*란 이름이 바로 쓰인 것은 아니었고, 공식적으로 인정받은 것도 아니었다. 1900년에 이르러서 조셉 리니에르(Joseph Leon Lignières, 1868-1933)가 그 이름을 제안하면서 공식적으로 인정받고, 비로소 받아들여지게 되었다.

스미스는 샐먼과 함께 텍사스 열과 진드기 매개 질병 등을 연구했는데, 살모넬라라는 이름을 지은 것 외에 "병독성 감소의 법칙Law of declining virulence"이라는 이론을 제안한 것으로 알려져 있다. 이 병독성 감소의 법칙은 숙주와 병원체가 서로 오랫동안 관계를 맺게 되면, 점차 병독성이 감소한다는 것을 말한다. 스미스는 1880년대 소의 진드기 매개 질병을 연구하면서 질병의 심각성이 이전에 감염되었는지 여부에 따라 결정된다는 것을 발견하였다. 병원체에 반복적으로 노출된 소는 병원체를 처음 접한 소보다 질병의 중증도가 낮았다. 스미스는 이것을 숙주와

---

* 스미스가 처음 이 세균의 정체를 규명했을 때는 콜레라의 원인균으로 생각했기 때문에 *Salmonella choleraesuis*라고 명명했었다.

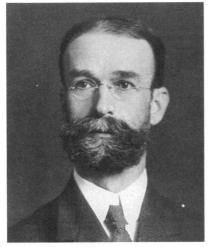 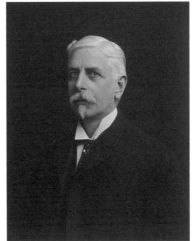

▲ 다니엘 샐먼　　　　　　　　▲ 테오발트 스미스

병원체가 시간이 지남에 따라서 점차 상호 호의적인 관계가 되었기 때문이라고 봤다.

병원체가 숙주를 처음 접하게 되면 숙주도 병원체에 대한 면역이 없기도 하지만, 병원체도 숙주에 대해 적응이 되지 않아 병독성이 강하게 나타난다. 하지만 그 관계가 오래되면 병원체도 숙주를 죽이지 않는 방향으로, 즉 병독성이 약해지는 방향으로 진화한다는 얘기다. 이와 같은 예로 드는 것은 결핵이나 페스트 같은 것들인데, 이것들의 전장유전체whole genome의 염기 서열을 조사해 보면 균주들 사이의 변이가 매우 적은 걸 볼 수 있다. 이런 결과는 이 세균들이 독립된 종으로서 병원체로 진화한지 그리 오래되지 않았다는 것을 의미하는데, 인간과 접촉한 세월도 오래지 않았다는 얘기다. 따라서 이들은 병독성도 매우 높다.

반면 인류와 오래 접촉한 질병의 경우에는 숙주를 죽여 버리면 병

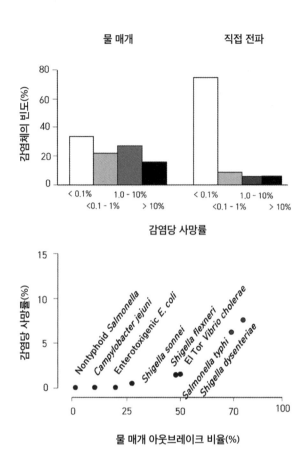

▲ 매개 여부 및 매개체 종류에 따른 사망률(폴 이왈드)

원체도 자신들이 살아갈 터전을 잃어버리기 때문에 적당한 정도로만 괴롭힌다. 또한 그 병원체에 오랫동안 접촉하게 되면 면역력을 획득해서 병독성이 상대적으로 약해지기도 하는 것이다. 최근 코로나 19의 코로나 바이러스도 오래되면 점차 인류에게 적응해서 병독성이 약해지는 방향으로 진화할 것이라는 예측이 나오는 것도 바로 이 병독성 감소의 법칙에 따른 것이다.

　물론 병원체에서 병독성의 진화는 단순히 관계가 얼마나 오래되었느냐에만 좌우되는 것은 아니다. 이에 관해서는 폴 이왈드(Paul Ewald, 1953-)의 연구를 살펴볼 필요가 있다. 그는 병원체의 병독성이 사람과 접촉한 기간과 밀접한 연관을 갖는 것은 대체로 맞지만, 그 밖의 요소들도 고려해야 한다고 봤다. 그의 연구 결과에 의하면, 곤충과 같은 매개체에 의한 질병이 사람과 사람 사이에 직접 전파되는 질병보다 병독성이 강한 것으로 나타난다. 일단 매개체가 있으면 거기서 자신의 생존은 보장받을 수 있는 것이니까 최종 숙주인 사람의 목숨 따위는 별로 상관이 없을 수 있다. 매개체의 종류도 영향을 준다. 그는 식중독이나 장염 등 설사를 일으키는 세균들의 병독성을 감염되었을 때의 사망률을 통해 조사했다. 그랬더니 물을 통해서 전파되는 비율이 높은 콜레라균*Vibrio cholerae*이나 장티푸스 살모넬라*Salmonella typhi* 등이 그 비율이 높지 않은 비-장티푸스 살모넬라*nontyphoid Salmonella*나 캄필로박터 제주니*Campylobacter jenuni*에 비해 감염 대비 사망률이 높은 것으로 나타났다. 요약하자면 병원체의 병독성은 숙주와 얼마나 오랫동안 관계를 맺어왔는지, 숙주가 최종적인 것인지, 매개체가 존재하는지, 매개체가 존재한다면 그것이 생물적인 것인지 비생물적인 것인지에 따라 진화 양상이 달라진다는 얘기다.

　스미스가 제시한 병독성 감소의 법칙은 다소 경험적인 측면이 강했고, 숙주와 병원체의 관계에 대해 놓친 부분이 많은 단순한 이론이었다. 하지만 이를 통해 그가 자신의 연구 대상을 세심하게 관찰했고, 이를 통해 일반화시킬 수 있는 이성의 소유자였다는 것을 알 수 있다. 그의 이론이 이후 폴 이왈드와 같은 숙주와 병원체 사이 병독성의 진화와 관련한 연구의 토대가 되었다는 것도 인정할 만하다. 미생물 연구자에 대한 고전『미생물 사냥꾼』에서 저자 폴 드 크루이프는 스미스에 대해 다음과 같이 평하고 있다.

> "지금은 거의 잊힌 미생물 사냥꾼인 스미스는 변화된 세계를 상상할 권리를 사람들에게 처음으로 준 인물이었다."

장티푸스 메리

장티푸스와 관련해서 또 한 명 유명한 사람이 있다. 바로 '장티푸스 메리Typhoid Mary'라 불리는 여인이다. 본명이 메리 맬런Mary Mallon인 이 여인은 전염병과 관련해서 역사상 가장 큰 비난을 받은 사람들 중 한 명이다(또 다른 한 명을 들라면 에이즈와 관련하여 최초 감염자Patient Zero라 불린 개탄 듀가스Gaetan Dugas가 아닐까 싶다). 그녀는 1900년대 초반 10대의 나이로 아일랜드에서 미국으로 이민을 와서 주로 부유한 가정에서 장기 혹은 단기로 고용되어 일하던 평판 좋은 요리사였다.* 그녀는 겉보기에 건강했지만, 그녀의 장 속에는 장티푸스균, 즉 살모넬라가 살고 있었다. 아마도 어린 시절 약하게 앓고 지나갔기 때문에 증상이 없었거나, 아니면 그녀의 면역

---

* 메리 맬런이 미국으로 이민을 오게 된 원인은 감자역병으로 인한 아일랜드 대기근의 여파였다. 아일랜드 대기근 당시 많은 아일랜드인들이 죽었는데, 기근으로 죽은 사람 못지 않게 감염병으로 죽은 사람도 많았다. 이때 유행했던 대표적인 질병이 바로 장티푸스였다. 따라서 메리 멜런의 살모넬라 보균은 아일랜드에서 이뤄졌을 가능성이 매우 높다.

체계가 잘 조절하고 있었을 것으로 보인다. 그런데 그녀의 몸속에 있는 살모넬라는 그녀가 만드는 맛있는 요리 속으로 들어가고 있었다. 살모넬라는 호흡기로 전파되는 세균은 아니다. 그러니까 소변이나 대변으로 나온 균이 그녀의 손을 거쳐 요리 속으로 들어갔을 것이다(당시에는 위생 관념이 그리 투철하지 못했음을 이해해야 한다). 그렇게 요리 속으로 파고든 세균은 그 요리를 먹은 부잣집 가족들과 손님들을 감염시켰다.

메리 맬런은 당시 전염병 퇴치사라 불리던 뉴욕시 보건 당국의 조지 앨버트 소파 박사와 공중 보건을 담당하던 의사 사라 베이커에 의해 추적되었고, 고압적인 방식으로 소변과 대변, 혈액 채취를 강요당했다. 격렬히 저항하고 도망치기도 했지만 결국은 강제로 입원을 당하고, 결국은 그녀가 살모넬라를 가지고 있다는 게 밝혀졌다. 살모넬라를 증식하는 것으로 알려졌던 쓸개를 절단하는 수술을 강요당했지만 거절했고, 끝내는 강제로 병원 시설에 수용되고 말았다. 3년 후 다시는 요리와 관련된 직업을 가지지 않겠다는 서약서를 쓰고 사회로 나오지만, 생계를 꾸릴 방법은 그것밖에 없어 다시 병원에 요리사로 몰래 취업했다. 그 사실이 들통난 것도 병원에서 장티푸스 환자가 나오고 사망자가 생겼기 때문이었다. 결국은 다시 체포되어 외딴 섬에 있는 병원에 수용되었고 1938년 11월 죽을 때까지 23년간 밖으로 나오지 못했다.

메리 맬런의 사례는 보균자carrier의 위험성을 상기시키는 자료로 자주 인용된다. 보균자란 메리 맬런처럼 외견상으로는 증상을 나타내지 않지만 병원체를 보유하고 있는 사람을 말한다. 이런 보균자는 감염 질환을 퍼뜨리는 데 중요한 역할을 하게 된다. 당시에는 보균자의 개념이 전문가들에게도 확실하게 정립되어 있지 않았고, 일반인들은 이를 받아들

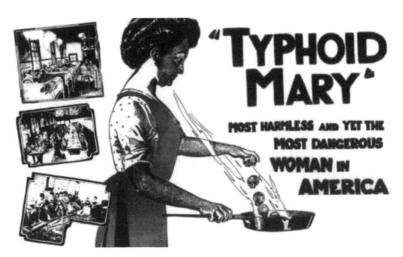

▲ 당시 미국 잡지에 실린 '장티푸스 메리'에 대한 만평

이기 힘들었을 것이다. 그래서 메리 맬런은 자신이 그런 상태에 있다는 것을 인정하지 못했다.

그런데 '장티푸스 메리' 메리 맬런과 관련해서 생각해봐야 할 것이 있다. 메리 맬런은 1908년 〈미국의학협회저널JAMA〉에서 '장티푸스 메리 Typhoid Mary'로 지칭된 이후 모든 언론 매체에서 일반 명사처럼 자리 잡게 되었고, '미국에서 가장 위험한 여인'으로 지목당했다. 하지만 메리 맬런이 강제로 수용될 당시 그녀와 관련된 장티푸스 환자는 20명에서 30명 정도라고 알려져 있다. 그런데 당시 장티푸스 환자는 뉴욕주에서만 1년에 수천 명이 나오고 있었다. 말하자면 메리 맬런은 본보기 같은 존재였다. 선염병이 속출하는 와중에 누군가는 그에 관한 책임을 져야 하는 상황에 메리 맬런과 같은 여성 이민자는 희생양으로 삼기 아주 적합했다. 현대판 '마녀사냥'으로 보는 시각도 있다. 물론 보균자는 자신도 모르는 사이에 질병을 퍼뜨리고, 찾아내기도 쉽지 않기 때문에 위험하다. 하지만 그녀가 죽을 때까지 감금당하고, '장티푸스 메리'라는 별명으로 길이 남을 만큼의 '죄'를 지었다고 보기에는 찜찜한 구석이 많이 남는다. 병원균 보균자로 그녀처럼 격리되어 감금된 사람은 아무도 없었다. 이처럼 감염병에 대한 사회적 인식은 그 사회의 인식 수준과 떼어 놓고 생각할 수 없다.

5

인류를
가장 공포에 떨게 한 세균

페스트균, 알렉상드르 예르생과 기타자토 시바사부로

흑사병 Black Death

다른 감염병도 그렇지만 페스트에는 특히 수많은 비극이 서려 있다. 중세에서 근대에 이르는 시기의 유라시아를 휩쓴 흑사병黑死病, 페스트로 수많은 사람이 죽었고, 역사의 흐름도 바뀌었다. 페스트는 유스티니아누스가 통치하던 로마 제국을 휩쓸면서 제국의 붕괴를 초래했고, 페르시아 제국마저 집어삼켰다.

14세기 페스트는 인류에게 가장 치명적인 피해를 입힌 감염병으로 꼽힌다. 당시 유럽에서만 7천 5백만 명, 즉 유럽 인구의 1/3 가량이 페스트로 희생된 것으로 추산된다. 르네상스 시대를 열었던 최초의 인문주의자인 이탈리아의 프란체스코 페트라르카는 페스트가 만연한 자신의 시대를 '어둠의 시대'라 부를 정도였다. 보카치오의 『데카메론』이 페스트의 산물이라는 사실도 잘 알려졌다.

페스트는 예르시니아 페스티스*Yersinia pestis*라는 세균에 의한 질병이다. 흔히 쥐를 통해 인간에 전달된다고 하지만, 정확히는 쥐에 기생하는 벼룩에서 전달되는 질병이다. 오랫동안 들쥐나 다람쥐, 마멋과 같은 야생 설치류에서, 더 정확하게는 이들 설치류의 피를 빨아먹으며 기생하는 쥐벼룩에서 살아갔다. 쥐벼룩의 장에서 서식하다 벼룩이 피를 빨아먹으면서 배출되어 이 쥐에서 저 쥐로 옮겨간다. 설치류에서 살아가던 페스트균은 인간이라는 낯선 종과 만나면서 무시무시한 성격을 드러내기 시작했다. 특히 농업의 시작과 더불어 도시가 생겨나면서 밀집 생활을 하게 되고, 도시가 검은쥐를 불러들이면서 비극이 시작되었다. 지금에야 항생제 치료가 가능해져서 사망률이 낮아지기는 했지만, 과거에는 감염되었다 하면 1/3 이상이 죽는다고 할 정도로 무시무시한 감염병이었다. 흑사병이라는 명칭은 세균에 감염되면 혈관 내 피가 응고되면서 신체 말단이 괴사되어 실제 몸이 검은색으로 변하기 때문에 붙여진 이름이다. 감염되는 부위와 증상에 따라 가래톳 페스트bubonic plague, 패혈증형 페스트septicemic plague, 폐렴형 페스트pneumonic plague 등으로 구분된다.* 오늘날에는 항생제가 있어 페스트 환자 대부분이 치료되지만, 감염된 후 될 수 있는 한 빨리(24시간 이내) 치료를 시작해야 한다.**

역사는 페스트의 유행을 여러 차례 기록하고 있다. 앞에서 얘기했던 6세기의 유스티니아누스 역병에서부터 19세기 말에도 대규모로 전파된 페스트가 있었고, 1924년 미국 로스앤젤레스 인근과 최근인 2017년 마다가스카르에서도 집단 발병한 사례가 있다. 전염병 예방을 위한 '격리', 혹은 '방역'을 의미하는 영어 단어는 'quarantine'인데, 이 단어는 'quaranta'라는 라틴어에서 온 것으로 '40'을 의미한다. 이 숫자가 격리를 의미하게 된 것도 페스트를 통제하기 위하여 베네치아와 같은 이탈

---

*   14세기 유럽을 휩쓴 페스트는 가래톳 페스트였다.

**   페스트는 현재 진행형이다. WHO에 따르면 2013년에 전 세계적으로 783건의 페스트가 발생하였고, 그중 126명이 사망했다. 미국에서도 매년 10명 정도가 감염된다고 알려지고 있다.

리아의 항구가 외국으로부터 온 선박을 40일 동안 항구 밖에 머물도록 한 데서 유래한다.[*]

우리나라와 관련해서는 만주가 종종 페스트 전파의 중심이었으므로 그 영향에서 벗어나기 힘들었을 것이라 예상되지만, 공식적으로 페스트 환자가 기록된 것은 드물다. 1921년 4월 블라디보스토크에서 청진으로 들어온 선박에서 페스트 환자가 발생해서 가족 다섯 명이 사망했다는 기록이 있다.

페스트에 관한 기록이 많지만 대문자로 기록하고 있는 흑사병[Black Death] 시대는 14세기, 그것도 1340년대의 유럽이다(바로 앞서 얘기한 페트라르카의 시대다). 논란이 있지만, 아시아 스텝 지역에서 발생했다고 여겨지는 페스트는 유라시아 초원을 거쳐 1346년 흑해 연안의 항구에 도착한다. 이후 페스트균을 가진 쥐를 태운 무역선을 통해 시칠리아를 비롯한 유럽 각국의 항구와 도시로 급속도로 전파된다. 거의 모든 유럽 지역을 초토화한 페스트균은 단 몇십 년 동안 유럽 인구를 거의 절반 가까이 줄여 놓을 정도로 커다란 상흔을 남겼다. 일부 학자들은 과거의 흑사병이 세균에 의한 질병이 아니라는 주장을 펼쳤지만, 2011년 페스트균이 흑사병을 초래했다는 사실이 밝혀졌고[**], 2022년에는 고古 DNA 연구를 통

---

[*] 그렇다면 왜 하필 40일이었을까? 프랭크 M. 스노든은 『감염병과 사회』에서 40이라는 기간의 근거가 성경에서 왔다고 쓰고 있다. 구약과 신약 성경에서 '40'이라는 숫자가 '정화'라는 의미로 여러 차례 언급되고 있기 때문에 40이 종교적으로 승인받은 숫자라 여겼다는 것이다. 과학적인 근거가 있었던 것은 아니고, 현대 격리 기간에 비하면 터무니없이 길었지만, 그래도 원인도 모르는 질병으로 인한 공포로 가득 찬 주민들에게는 적어도 영적인 위안을 준 셈이었다.

[**] https://www.nature.com/articles/478444a

해 14세기 키르기스스탄에서 집단 발병으로 사망한 사람들의 무덤에서 찾아낸 페스트균이 그로부터 몇 년 후 유럽을 휩쓴 페스트균의 직접 조상이 된다는 것도 밝혀졌다*. 이로써 14세기 유럽을 파괴한 팬데믹의 원인을 둘러싼 논쟁은 종식된 것으로 보인다.

당시의 페스트에 대한 기록은 차고 넘치는데 모두 이루 말할 수 없는 참상을 비극적인 어조로 전하고 있다. 다시 페트라르카의 기록을 보면 다음과 같다.

"그 모습을 직접 본 우리도 믿기 어려워서 우리가 멀쩡한 눈으로 보았던 것을 꿈이라고 생각했다. 장례용 횃불이 밝혀진 도시에서 집으로 돌아간 우리는 바라던 안전이 허공으로 날아가 버린 것을 한탄했던 것이 확실한 진실임을 알고 있었다. 후세의 사람들이 과연 이런 일을 믿을까? 이런 고통을 상상도 못 하고, 우리의 증언을 꾸며낸 이야기라고 생각하게 될 다음 세대의 사람들은 얼마나 행복할까?"

페스트가 휩쓸고 지나간 유럽에는 노동 인구가 감소하면서 오히려 임금이 증가하고 전체적인 생활수준이 올라갔다고 한다. 어찌할 도리 없이 속수무책으로 당하고 마는 끔찍한 전염병 앞에서 차라리 현재에 충실하면서 보내자는 삶의 태도, 이른바 '카르페 디엠Carpe Diem'도 나타났다.** 이전의 사회 규범이 완전히 무너져 버림으로써 새로운 질서가 자리

---

*   https://www.nature.com/articles/d41586-022-01673-4
** '카르페 디엠'(현재를 붙잡아라, 혹은 오늘을 즐겨라)이라는 말은 고대 로마의 공화정 말기 시인이었던 호라티우스(Horatius)의 시에 처음 쓰인 것으로 알려져 있다. 이 말이 유명세

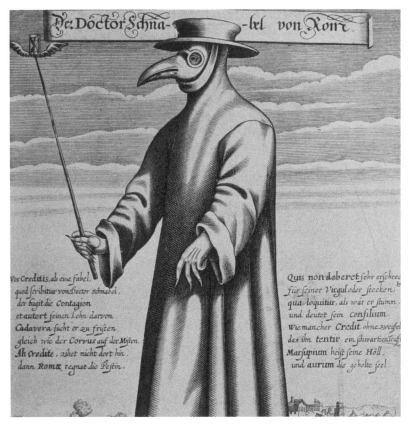

▲ 당시 페스트 의사(Plague doctor)들은 새 부리처럼 길게 튀어나온 가면과 모자를 쓰고 긴 가운을 입었다. 장갑을 낀 채 긴 막대기로 시신을 뒤집어 봤다. 마스크에는 당시 페스트를 막아 준다고 여겼던 향신료나 식초를 묻힌 헝겊을 넣었고, 눈 부분에는 유리를 넣었다.

를 잡고 근대로 접어들게 되었다는 평가가 있다. 하지만 상처는 오래도록 남을 수밖에 없었다.

를 탄 것은 1989년에 개봉한 로빈 윌리엄스 주연의 영화《죽은 시인의 사회(Dead Poets Society)》에서 쓰이면서다.

최근 연구에 따르면 흑사병이 지금으로부터 약 5천 년 전인 청동기 시대부터 있었다고 한다. 영국 케임브리지 대학과 덴마크 코펜하겐 대학의 에스케 빌레르슬레프^{Eske Willerslev}가 이끄는 연구팀은 청동기 시대의 유골에서 페스트의 원인균인 페스트균^{Yersinia pestis}의 흔적을 찾아냈다. 그들은 유럽과 아시아 지역에 살았던 주민 101명의 유골의 DNA를 분석했고, 그 가운데 현재 폴란드와 시베리아 지역에서 살았던 주민 7명의 치아에서 페스트균의 DNA가 존재한다는 것을 발견했다. 당시의 페스트균은 중세 유럽을 휩쓴 페스트균과는 좀 다른 종류였던 것으로 추측된다. 중세 유럽 시대의 페스트균은 설치류의 벼룩을 매개로 하여 인간의 림프절에 감염되었는데 반해, 청동기 시대의 페스트균은 벼룩을 매개로 하지 않았던 것으로 보인다. 아마도 이후에 페스트균은 벼룩을 매개로 하여 전파되는 것으로 진화하면서 병독성이 강해지고 전파력도 강해진 것으로 추측된다(앞의 장티푸스에 관한 장에서 얘기했던 폴 이왈드에 따르면, 사람 사이에 직접 전파되는 병원체보다 매개체를 통하는 병원체의 병독성이 강하다). 페스트균은 정말 오랫동안 인류를 괴롭혀 온 셈이다.

페스트의 원인균을 찾기 위한 경쟁

페스트균 원인균을 찾아낸 인물은 스위스 출신의 프랑스 의사이자 세균학자인 알렉상드르 예르생(Alexandre Yersin, 1863-1943)이다. 바로 페스트균의 학명 'Yersinia pestis'가 예르생에서 비롯되었다. 중세에서 근대에 이르는 시기에 대유행했던 흑사병은 사그라들었지만, 이후로도 산발적으로 발생했다. 산발적 유행은 1894년 홍콩에 이르게 되었는데, 그때 페스트균의 원인균을 발견하고자 하는 선의의 경쟁이 벌어졌다. 바로 프랑스의 파스퇴르연구소와 독일의 코흐연구소 간 경쟁이었다. 파스퇴르연구소에서 홍콩으로 파견한 인물이 바로 예르생이었고, 코흐연구소에서는 일본 출신의 기타자토(Kitasato Shibasaburo, 1853-1931)가 왔다.

기타자토는 코흐연구소에서 가장 촉망받는 연구자였으며, 제1회 노벨 생리·의학상 수상자인 에밀 폰 베링과 함께 디프테리아 항독소(당시에는 antitoxin이라 불렸지만 나중에 antibody, 즉 항체로 부르게 된다)를 개발했다. 첫 노벨상 수상자 명단에는 포함되지 못했는데, 에밀 폰 베링과 함께 노벨상을 받는 게 당연하다고 여겨질 정도로 명성이 높았다. 기타자토는 예르생보다 훨씬 명성이 높았으며 실제로 예르생보다 페스트의 원인균을 며칠 앞서 찾아냈다. 기타자토가 페스트의 원인균을 발견했다는 사실은 당시 의학 저널이나 언론을 통해 보도되고 있었다. 그런데 어떻게 기타자토가 아니라 예르생이 페스트균 발견의 영예를 차지하고, 또 세균의 이름에 자기 이름을 남길 수 있었을까?

기타자토의 연구팀이 홍콩에 도착한 것은 1894년 6월 12일이었고, 예르생은 사흘 뒤 홀로 도착했다. 기타자토는 이미 홍콩에서 페스트를 진단하고, 환자 치료를 위한 병원을 운영하고 있던 스코틀랜드 출신 의사 제임스 앨프리드 로슨의 도움을 받아 페스트 환자에 쉽게 접근할 수 있었다. 6월 14일 페스트로 사망한 환자를 부검하는 과정에서 간균bacillus을 발견한다(부검 과정에서 부검을 진행한 일본 의사 아오야마와 조수가 이 세균에 감염되었고, 아오야마는 살아났지만 조수는 사망하고 말았다). 그는 사망 환자의 온몸에서 세균을 찾아냈다. 하지만 그는 그 세균이 부검 11시간 전에 사망한 환자의 진짜 사망 원인인지, 즉 페스트의 원인균인지 확신할 수 없었다. 그래서 (그의 스승인) 코흐의 4원칙대로 분리한 세균을 기니피그, 쥐, 토끼 등에 감염시켰다. 얼마 후에 기니피그와 토끼는 죽었고, 죽은 동물의 사체에서 똑같은 세균을 분리할 수 있었다. 그리고 다른 페스트 사망 환자의 다양한 기관에서 똑같은 세균을 발견해 냈다. 6월 15일에 로슨은 기타자토가 페스트의 원인균을 발견했다는 소식을 담은 전보를 저명한 의학 잡지 〈랜싯The Lancet〉에 보냈고, 일주일 후에는 그 내용이 발표되었다. 자, 여기까지 아직 예르생은 제대로 일을 시작하기도 전이었다.

그럼 예르생은 무엇을 하고 있었을까? 예르생은 분명 경쟁에서 뒤처지고 있었다. 로슨은 예르생이 페스트로 사망한 시신에 접근하는 것을 막고 있었다. 그래도 예르생은 가까스로 기타자토를 만날 수 있었는데, 기타자토를 비롯한 일본 과학자들이 온갖 장기들을 다 신경쓰고 있으면서도 림프절에는 별로 관심을 갖고 있지 않다는 사실을 알아낸다. 그는 시신을 처리하는 영국 해병에게 뇌물까지 써서 시신을 구했고, 림프절을 자세히 확인할 수 있었다. 시신의 림프절에서 그가 본 것은 "놀라운 미생물의 퓨레une véritable purée de microbes"였다. 예르생 역시 쥐와 기니피그에 세균을 감염시켰다. 동물들은 전형적인 페스트 증세를 보이며 죽었고, 죽은 동물들의 림프절에서 똑같은 세균이 자라고 있는 것을 확인했다. 그는 자신이야말로 페스트의 확실한 원인균을 찾아냈다고 생각했고, 세균의 이름을 자신의 스승 이름을 따서 *Pasteurella pestis*라고 불렀다.

과학자나 의사 들은 처음에는 기타자토의 편이었다. 이미 기타자토의 발견을 발표한 〈랜싯〉은 그 사실을 다시 소개하면서 예르생의 발견

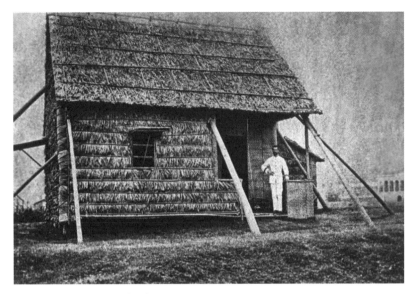

▲ 홍콩 숙소 앞에 서 있는 예르생

을 단지 주장일 뿐이라고(예르생을 발견하고 싶어서 안달이 난 학자라고 했다) 경계할 필요가 있다고 했다. 그러면서 〈랜싯〉과 〈영국의학저널British Journal of Medicine〉은 기타자토와 로슨이 찍은 병원체의 사진을 공개했는데 여기서부터 문제가 생기기 시작했다. 페스트균은 막대 모양으로 생긴 간균이라고 했는데(이건 맞는 사실이다), 그 모양이 비정상적으로 다양했던 것이다. 기타자토의 배양액은 오염된 것이었다. 아마도 폐렴구균Streptococcus pneumoniae과 섞여 있었던 것으로 보이는데 그는 자신이 발견한 세균이 그람 양성인지 음성인지도 확인하지 않고 성급하게 발표하고 만 것이다. 논문 발표 후에야 그람 염색을 시도했고, 그 결과 자신이 발견한 세균이 그람 양성이라는 것을 알게 되었다(폐렴구균은 그람 양성균, 페스트균은 그람 음성균이다). 예르생이 발견한 세균은 그람 음성균이었다.

꽤 오랫동안 페스트균은 "기타자토-예르생 간균Kitasato-Yersin bacillus"이라고 불렸지만, 결국엔 예르생이 발견의 공로를 독차지하게 되었다. 그 결정타가 1944년 페스트의 원인균에 예르시니아 페스티스Yersinia pestis라는 이름이 붙여지게 된 것이다. 이후 1967년 Yersinia pestis라는 학명이 공식적으로 인정받게 되었다. 1976년에 이르러 기타자토가 발견한 세균을 다시 조사한 결과 페스트균이 분명 존재하고 있었다는 것을 확인했지만, 이미 승부의 추는 기운 후였다. 로슈은 죽을 때까지 페스트의 원인균을 발견한 것은 예르생이 아니라 기타자토였다는 주장을 굽히지 않았지만, 기타자토는 더 이상 자신이 찾아낸 세균이 페스트의 원인균이라는 것을 고집하지 않았다. 그러나 그래도 미련이 남았는지 세월이 한참 흐른 뒤 1920년대에 일본 과학자(아마도 자신을 지칭하는 것일 게다)가 페스트의 원인균을 발견했다고 주장하기도 했다. 사람이라면 어쩔 수 없는 것이다.

기타자토의 실패 원인으로는 여러 가지로 꼽힌다. 그중 첫 번째는 조급함이었다. 로슈은 하루라도 빨리 페스트의 원인균을 찾아내고, 또 그것을 발표하고자 기타자토를 재촉했다. 그래서 필요한 검증 절차를 생략하였고, 그 결과 완전하지 못한 결과를 발표하게 되었다. 그리고 아이러니하게도 기타자토의 장비가 예르생의 것보다 나은 것이었기 때문이라는 이유도 제기된다. 페스트균은 비교적 낮은 온도에서 잘 자라는데, 기타자토는 배양기incubator를 가지고 있었다. 그래서 체온과 비슷한 온도를 맞춰 세균을 배양했고, 그 결과 다른 세균들에 오염되었던 것으로 보인다. 반면 예르생의 시설은 매우 열악했다. 당시 사진을 보면 예르생이 머물렀던 숙소는 오두막 수준이라는 것을 알 수 있다. 그에게는 기타자토 그룹이 가지고 있던 배양기가 없어 실온에서 배양할 수밖에 없었는

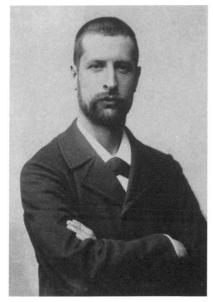 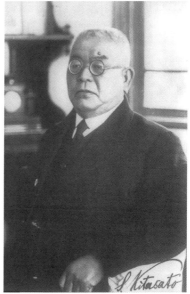

▲ 알렉상드르 예르생   ▲ 기타자토 시바사부로

데, 그게 오히려 결과적으로 이점이 되었던 것이다.

예르생은 페스트 전파에 있어서 쥐가 중요한 역할을 할지 모른다고 생각했다. 그의 생각을 확인한 것은 프랑스의 의사 폴-루이 시몽(Paul-Louis Simond, 1858-1947)이었다. 예르생의 페스트균 발견 4년 후 시몽은 페스트균이 설치류와 설치류에 붙어다니는 쥐벼룩, 즉 크세놉실리 케오피스*Xenopsylla cheopis*라는 매개체를 통해 사람에게 페스트를 옮긴다는 사실을 밝혀냈다. 하지만 그의 연구가 인정받기까지는 40년 이상의 시간이 필요했다.

예르생과 기타자토, 이후의 삶

예르생은 페스트균의 발견자로 가장 널리 알려져 있지만, 그 발견 이전과 이후의 활동도 충분히 기억해야 할 인물이다.

페스트균 발견 이전에 예르생은 역시 파스퇴르의 제자인 에밀 루(Émile Roux, 1853-1933)와 함께 디프테리아의 원인균을 찾는 경쟁을 했었다. 경쟁 상대는 코흐연구소의 에밀 폰 베링(Emil Adolf von Behring, 1854-1917)과 기타자토였다. 루와 예르생은 환자로부터 디프테리아균을 찾아냈고, 균으로부터 나오는 액체, 즉 독소를 발견했다. 하지만 거기까지였다. 세균의 공격을 막는 방법까지는 나아가지 못했다. 거기까지 나아간 건 또 다른 에밀이었던 폰 베링과 기타자토였다. 그러니까 예르생과 기타자토는 세균을 둘러싼 경쟁에서 한 번씩 승리와 패배를 나눠 가진 셈이다. 참고로 *Rouxiella*라는 에밀 루를 기려 지어진 이름의 세균이 있다.

예르생은 페스트균을 발견한 이후 파리의 파스퇴르연구소로 돌아갔다. 그곳에서 페스트균에 대한 연구를 계속하였고, 에밀 루와 같은 파스퇴르의 제자들과 함께 항-페스트 혈청을 개발하기도 했다. 그다음 행보를 보면 그가 그저 편안하고 영예로운 삶만 추구했던 사람은 아니란 걸 알 수 있다. 홍콩에서의 활약 이후 그는 인도차이나로 돌아간다. 베트남 냐짱Nha Trang에 작은 실험실을 차리고 혈청을 생산하는 시설을 만든다. 이 작은 실험실은 나중에 세계 곳곳에 생기는 파스퇴르연구소 지부로 성장한다(우리나라에도 파스퇴르연구소가 있다). 그리고 1902년에는 베트남 하노이 의과 대학을 설립하는 데 적극 참여하고 초대 학장을 맡았다. 그는 농업에도 손을 대 브라질로부터 고무나무를 수입하는 데 앞장서기도 했고, 말라리아 예방과 치료에 특효약으로 알려진 퀴닌을 얻을 수 있는 기나나무를 남아메리카로부터 수입해서 토착화시키려 애썼다. 그래서 베트남에서 더 많이 기억되고 있는 인물이기도 하다. 냐쨩에는 예르생이 살았던 집이 그대로 보존되어 있고, 냐쨩 파스퇴르연구소 인근에 예르생 박물관이 세워져 그를 기리고 있다.

기타자토 역시 페스트균 발견의 경쟁에서 패배한 사람으로만 기억될 수는 없는 인물이다. 그는 세균학을 넘어서 '일본 근대 의학의 아버지'로 불린다. 앞서도 얘기했듯이 그가 첫 번째 노벨상 수상자로 지명되었어도 아무도 이의를 달 수 없었을 만큼 큰 업적을 남겼다. 에밀 폰 베링만 노벨상 수상자로 지명되고 그가 제외된 것은 동양인에 대한 차별이라는 얘기가 그때부터 나왔을 정도였다. 그는 1885년부터 독일 베를린에서 로베르트 코흐 밑에서 연구 경력을 쌓은 후 1891년 일본으로 돌아왔고(코흐에 대한 기타자토의 마음은 코흐가 죽자 코흐 사당을 짓고 코흐의 머리털을 봉헌했다는 데서 알 수 있다. 코흐 사당은 기타자토가 죽자 기타자토 코흐 사당으로 바뀌었고, 매년 신도神道 의식을 치른다), 일본 근대화의 선구자라 일컬어지는 후쿠자와 유키치의 도움을 받아 감염병 연구소Institute for Study of Infectious Diseases를 세웠다. 1894년 홍콩에서의 쓰라린 실패(반드시 실패라고 할 수 있을지는 모르겠지만) 이후 일본으로 돌아와 동북아시아 지역의 감염 질환에 대해 계속해서 연구하며 많은 업적을 남겼다. 그가 세운 감염병 연구소가 도쿄 제국 대학으로 흡수된 이후에는 새로운 기타자토 연구소를 세웠는데, 이 연구소는 나중에 기타자토 대학교로 발전한다. 또한 그는 게이오 의과 대학 초대 학장이었으며, 일본 의학협회 초대 회장으로 활동하기도 했다.

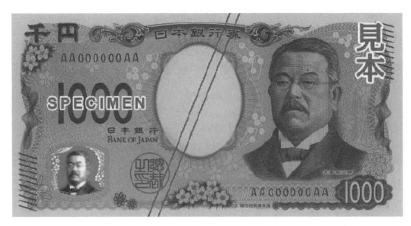

▲ 2024년도부터 일본에서 사용될 1,000엔 지폐(일본은행 홈페이지, https://www.boj.or.jp/en/
note_tfjgs/note/n_note/index.htm/)

기타자토가 일본에서 얼마나 대단한 인물로 여겨지는지에 관해서는 2024년 새로이 발행되는 1,000엔짜리 지폐의 인물이 바로 기타자토라는 사실만 봐도 잘 알 수 있다. 참고로 이전 1,000엔짜리 지폐의 인물역시 세균학자였던 노구치 히데요였다. 역사학자 전우용에 따르면, 우리는 1397년에 태어난 세종대왕부터 1545년에 태어난 충무공 이순신까지겨우 150년 사이에 조선의 유교 질서 속에서 살아간 인물들만, 게다가실물이 어떤지도 모르는 인물들만, 더더욱 신사임당만을 제외하면 이씨성을 가진 인물들만(신사임당도 서구의 관행으로 보면 이씨지만) 화폐의 인물로 삼고 있다. 일본의 경우는 우리와 조금 다른 셈이다. 물론 우리의 지폐 속 인물들은 누구나 존경할 수 있을 만큼 훌륭하다. 또한 아직 모든국민이 존경할 만큼 훌륭하고 널리 알려진 과학자가 배출되지 않았다는것 역시 인정해야 할까?

페스트에 관한 여담 하나

흑사병이 창궐하던 시대에 네 명의 악명 높은 도둑들이 흑사병으로 쓰러졌거나 죽어가는 사람들의 집에 침입하여 보석과 돈을 훔쳤다. 아마도 당시 그런 일이 비일비재했을 터인데, 이 도둑들이 유명해진 이유는 그들이 훔친 보석과 돈이 엄청나서 그랬던 것만이 아니었다. 놀랍게도 그들은 병에 걸리지 않았던 것이다. 도둑들은 결국 잡혀 사형을 선고받았다. 그런데 흥미롭게도 그들에게는 선택권이 주어졌다고 한다. 첫 번째 선택은 고문을 받으며 고통 속에서 천천히 죽어가는 것이었고, 두 번째 선택은 병에 걸리지 않을 수 있었던 비결을 밝히고 깔끔하게 신속한 죽음을 맞이하는 것이었다. 어쨌든 죽는 것은 마찬가지였지만 도둑들은 두 번째를 선택했다. 이들이 제시한 비결은 식초였다. 이 식초는 '네 도둑의 식초le vinaigre des quatre voleurs'라 불리는데, 이게 흑사병, 즉 페스트로부터 사람들을 얼마나 구했는지는 의문이다. 하지만 식초는 세균을 죽일 수 있다. 어쩌면 정말 그 도둑들은 자신들이 제조한 특별한 식초 혼합물 때문에 페스트에 감염되지 않았을지도 모른다. 그게 끝까지 그들의 목숨을 유지시키지는 못했지만 말이다.

6

제대 군인들을 희생시키며 등장하다

레지오넬라, CDC의 연구자들

냉방병 혹은 레지오넬라증

박사 학위 주제로 버섯을 연구한 내가 처음 연구한 세균은 레지오넬라 *Legionella*였다. 박사 학위 이후 박사후 연구원으로 연구한 첫 주제가 바로 레지오넬라였는데, 당시에 내가 이 세균과 관련해서 알고 있던 것은 일반인 수준과 다를 바 없었다. 이른바 여름철 냉방병의 원인이 되는 세균이라는 정도였다.

그런데 레지오넬라균이 냉방병의 원인이 된다는 얘기에는 설명이 좀 필요하다. 냉방병이란 여름철에 환기가 잘 되지 않는 밀폐된 공간에서 오랫동안 냉방에 노출되었을 때 가벼운 감기나 몸살, 권태감 같은 증상이 나타나는 것을 말한다. 그러니까 냉방병이라는 게 어떤 특정 질병을 지칭하는 게 아니라 특정 상황에서 나타나는 다양한 증상을 통칭하는 것이라 할 수 있다. 냉방병 가운데는 감염 없이 그저 신체 기능이 저하된 상태일 경우가 많은데 이런 경우에는 단순하게 냉방 환경을 개선하고 좀 쉬면 낫는다. 간혹 레지오넬라라는 세균에 감염되어 증상이 나타나는 경우에는 레지오넬라증이라 한다. 그러니까 레지오넬라균이 냉방병의 원인균이라는 것은 틀린 것도 아니지만 반드시 옳다고 할 수는 없는 셈이다.

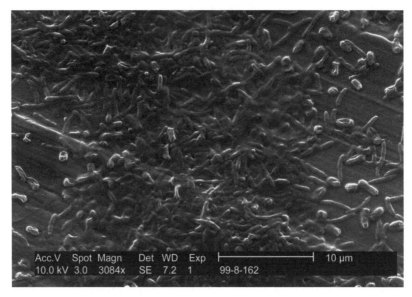

▲ 레지오넬라 뉴모필라의 전자현미경 사진

그렇다면 레지오넬라균이 왜 냉방병의 원인균처럼 알려지게 되었을까? 그건 레지오넬라의 생존 환경과 함께 이 세균에 감염되는 상황 때문으로 보인다. 레지오넬라는 주로 물에 서식한다. 냉각탑, 상수도 등에 서식하면서 냉방 장치의 가동과 함께 공기 중으로 퍼져 감염을 일으키는 경우가 있다. 또한 여름철 물놀이 시설에서도 감염되는 경우가 있다. 이처럼 여름철 냉방과 관련되어 감염되는 경우가 많기 때문에 냉방병과 연관되어 언급되는 것이다.

레지오넬라균이 발견된 상황 역시 냉방과 관련이 있다. 이 세균의 존재가 처음 알려진 때는 1976년으로 다른 병원균에 비해 최근이라고 할 수 있다. 레지오넬라증Legionellosis은 우리말로 '재향 군인회병'이라고도 불리는데 사실상 둘은 같은 이름이다. 왜냐하면 레지오넬라에서 Legion

이 재향 군인회라는 뜻이고, 실제 재향 군인회와 관련이 있기 때문이다.

2년마다 열리는 미군 재향 군인회 지부 모임이 1976년 7월 필라델피아의 한 호텔에서 열렸는데, 이 모임에 참석한 사람들 사이에 호흡기 질환이 크게 번졌다. 221명이 감염되고 34명이 사망한 사건으로 굉장한 관심과 우려를 일으켰다. 그도 그럴 것이 원인균이 무엇인지 도무지 잡히지 않았기 때문이다. 미국 질병통제예방센터CDC를 중심으로 대규모 조사가 이뤄졌고, 6개월 동안 그 과정이 신문 1면을 장식했다. 결국 1977년 1월에 이르러서야 이 세균의 정체를 알아낼 수가 있었다. 이 세균이 바로 레지오넬라 뉴모필라Legionella pneumophila다. 제대 군인들을 희생시키면서 세상에 존재를 알린 세균이다.

1976년 필라델피아

사실 레지오넬라 뉴모필라Legionella pneumophila라는 학명에는 사람 이름이 없다. 세균 학명 속에서 사람 이름을 찾는 이 작업에 이 세균을 포함시킨 이유는 이 세균을 찾아내기 위한 드라마 같은 작업에 참여했던 이들이 이 속에 속하는 다른 세균 이름에 연이어 등장하기 때문이다. 우선 레지오넬라 뉴모필라에 관한 이야기를 자세히 해보자.

앞서도 얘기했듯이 이 세균에 관한 이야기는 1976년 필라델피아의 벨뷰 스트래퍼드 호텔이라는 유서 깊은 호텔에서 시작된다. 이 해는 필라델피아에서 이뤄진 미국 독립 선언 200주년이었기에 재향 군인회 행사는 더욱 성대하게 열렸다. 7월 21일 재향 군인회 회원 2,300명을 비롯

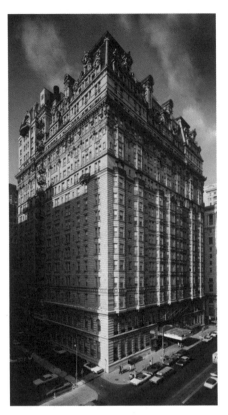
▲ 벨뷰 스트래퍼드 호텔(필라델피아)

해서 약 4,500명 정도가 이 호텔에서 열리는 3일간의 행사에 참석하기 위해 모였다. 기온이 32℃를 넘는 무더운 날씨였지만 참석자들은 호텔에서 열리는 각종 행사를 즐겼고, 다들 만족하며 돌아갔다.

상황이 이상하게 돌아가기 시작한 것은 행사가 끝나고 며칠 후였다. 필라델피아에서 열렸던 재향 군인회 행사에 참석한 후 돌아간 회원들이 폐렴을 앓고, 심지어 사망했다는 소식이 이곳저곳에서 들리기 시작한 것이다. 재향 군인회 회원들은 대체로 노년층으로 구성되어 있는데다 골초도 많았고, 각종 건강 문제가 있는 경우가 많아 몇 명이 사망한다고 그게 이슈가 되지는 않는다. 하지만 한 지역에서 "3명 사망, 6명 입원 치료 중" 같은 상황은 이례적인 것이었다. 다른 지역에서도 재향 군인회 참석자 중에 환자들이 속출하고 있었다. 필라델피아 시내에 있는 병원에서도 환자가 속출하고 있었다. 여러 의사들과 지역 보건 당국이 이 상황을 인지하기 시작했지만 원인을 알 수 없었고, 결국 CDC에도 보고가 올라갔다.

처음에 CDC의 담당자도 이 보고를 그다지 대수롭게 여기지 않았다. 노인들이 대규모로 모이는 행사에서 몇 명 정도는 폐렴으로 사망할수 있다고 판단했다(재향 군인회라는 특성상 참가자 대부분이 고령이었다). 하지만 필라델피아로부터 보고가 계속 올라왔고, 금세 폐렴에 의한 사망자수가 증가하자 뭔가 상황이 잘못되었다는 것을 깨닫기 시작했다. 당시가장 우려했던 건 돼지 독감이었기에 처음에는 돼지 독감을 의심했지만정말 그런 것인지 분명한 답을 내놓지는 못했다. CDC는 담당자로 당시서른두 살의 데이비드 프레이저David Fraser를 지목하고 필라델피아로 파견했다(프레이저는 나중에 CDC의 수장이 된다. 그의 이름은 *L. pneumonphila*의 아종subspecies에 남아 있다. *L. pneumophila* subspeceis *fraseri*).

처음에는 당시 이슈가 되고 있던 돼지 독감인 줄 알고 바짝 긴장했지만 프레이저는 환자의 검체와 혈청을 조사한 결과 폐렴의 원인이 돼지 독감은 아니라는 것을 금방 확인했다. 바이러스는 아니었다. 몇 가지 세균 후보를 올려놓았는데, 앵무병을 일으키는 앵무병 클라미디아*Chlamydia psittaci*, 동물에서 Q열의 원인이 되고 사람에게는 폐렴을 일으키는 Q열균*Coxiella burnetii*, 곰팡이 종류로 새나 박쥐를 통해 전염되는 히스토플라즈마*Histoplasma*도 있었지만 어느 것도 아니었다. 병원체의 정체를 밝히는 와중에도 환자는 늘었다. 8월 첫 주가 되면서는 최고조에 이르렀다. 하지만 다행인 것은 전염성이 거의 없었고, 2차 감염도 없었다. 그래서재향 군인회가 열리고 몇 주가 지나면서 환자가 줄어들기 시작했다. 한달 동안 182명의 환자가 발생하고 29명이 사망한 걸로 나타나 치명률이16%에 이르렀다. 재향 군인회 회원이 아닌 사람 중에 발병한 경우도 나타났다. 호텔의 냉방장치 수리기사, 버스 운전사, 호텔 현관 쪽 행인도 폐렴에 걸렸다. 희한하게도 호텔 직원 중에는 환자가 발생하지 않았다. 나중에 밝혀진 바로는 호텔 직원들은 이전에 이미 레지오넬라균에 노출되면서 면역력이 생긴 상태였다.

드디어 1977년 1월에 이르러 조셉 맥데이드Joseph McDade를 비롯한 CDC의 과학자들은 폐렴의 원인이 되는 세균을 분리해 냈고, 이것이 호텔의 냉각탑에 서식하고 있었다는 것을 밝혀낸다('Legionella micdadei'란 세균 학명이 조셉 맥데이드 이름에서 온 것이다). 세균이 냉각 시스템을 통해서 전파되었던 것이다. 조사 결과 이미 벨뷰 스트래퍼드 호텔에서 2년 전 열렸던 다른 행사에 참여했던 사람들 중에도 발열과 폐렴 증상을 나타낸 경우가 있었고, 이들에게서 레지오넬라 항체가 발견되기도 했다. 1967년 미국 미시간주 폰티악의 폰티악열Pontiac fever, 1965년 워싱턴 D.C. 엘리자베스 병원에서의 폐렴 집단감염 등도 레지오넬라균에 의한 것으로 밝혀졌다. 즉, 이 세균은 오랫동안 알려지지 않은 채 이미 존재하고 있었고, 사람들이 인식하지 못할 정도로 가끔씩 사람들을 감염시키기도 했던 것으로 보인다. 그러다 냉각 시스템과 같은 현대 문명과 함께 돌연 세상에 자신의 존재를 확실하게 각인시켰던 것이다. 레지오넬라균을 배양하기 위해서는 일반적인 병원균용 배지로는 불가능하다. 철과 시스테인이 포함된 특수 배지인 목탄 효모 배지를 써야만 배양할 수 있다. 까다로운 배양 조건 때문에 오랫동안 존재를 알지 못했던 것이고, 또 필라델피아에서도 금방 원인균을 찾아내지 못했던 것이다.

레지오넬라와 사람들

그렇다면 레지오넬라균을 배양할 수 있는 배지를 개발한 사람은 누구였을까? 바로 CDC에서 실험실 테크니션으로 일하던 조지 고먼[George Gorman]과 제임스 필리[James Feeley] 박사였다. 그래서 이 배지를 F-G[Feeley-Gorman] 배지라고도 부른다. 이 연구진들의 약자를 따서 붙여진 세균이 있다. 레지오넬라속에 속하는 *Legionella gormanii*와 *Legionella feeleii*라는 세균이다. *Legionella gormanii*는 1980년 토양에서 분리된 세균에, *Legionella feeleii*는 1983년 자동차 공장에서 집단 발병한(집단 발병은 1981년) 폰티악열 환자로부터 분리한 세균에 붙여진 이름이다. 재미있을 수도 있고, 당연할 수도 있는 것은 *Legionella gormanii*를 발표한 논문에는 제임스 필리가 저자로 들어가 있지만 조지 고먼은 없다. 반대로 *Legionella feeleii*가 발표된 논문에서는 제임스 필리가 빠지고 조지 고먼은 저자로 참여했다. 논문 발표와 관련한 아주 사소한 예의라고 할 수 있을까?

레지오넬라속에 속하는 세균 중에는 *Legionella bozemanae*와 *Legionella dumoffii*라는 이름을 가진 세균이 있다. 여기에 이름을 남긴 사람은 마릴린 보즈먼[Marilyn Bozeman]과 모리스 듀모프[Morris Dumoff]이다. *L. pneumophila*를 찾아낸 이후 CDC의 과학자들은 이 속에 속하는 세균들을 많이 발견하였다. 이때 세균들에 어떤 이름을 붙일까 고심하다 상당히 기특한 생각을 하게 된다. 사람 이름에 기초해서 세균 이름에 붙일 때, 고명한 과학자, 혹은 조직 수장의 이름을 먼저 떠올리기 마련인데 이번에는 CDC에서 레지오넬라 뉴모필라를 발견하고 감염 경로를 밝히

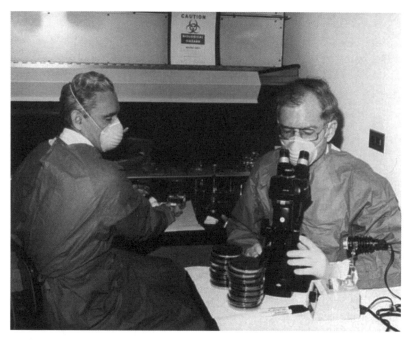

▲ 조지 고먼(왼쪽)과 제임스 필리

는 데 공로를 세운 연구원 중에서도 말단 연구원의 이름을 붙이기로 한 것이다. 그래서 공모 끝에 결정된 인물이 바로 마릴린 보즈먼과 모리스 듀모프였다. 이들은 박사 학위를 갖지 않은 연구원이었고, 논문에 이름을 올리더라도 제1저자나 교신 저자와 같은 주저자가 아니라 저자 명단 중간에 들어가는 공동 저자로도 만족해야 하는 처지였다. 하지만 그들의 이름은 *Legionella bozemanae*와 *Legionella dumoffii*와 같은 세균의 이름에 영원히 남게 되었다(*Legionella bozemanae*는 처음에는 *Legionella bozemanii*로 명명되었다가 나중에 지금의 이름으로 변경되었다. 라틴어의 성에 따른 어미가 잘못되었던 것이고 이게 정정된 것이다).

레지오넬라속에는 재미있는(?) 이름을 가진 세균이 하나 있다. *Legionella shakespearei*라는 세균인데, 그렇다. 우리가 알고 있는 바로 그 셰익스피어에서 온 이름이다. 셰익스피어가 세균학에 어떤 공헌을 했다는 소리를 들어본 적은 없는데, 난데없이 세계적인 작가 셰익스피어의 이름이 세균의 학명에 들어가게 된 사연은 무엇일까? 세균을 발견한 사람이 셰익스피어 애호가라서? 그랬을 수도 있을 것 같지만 확인되진 않는다. 혹은 저자가 셰익스피어와 어떤 관계가 있을까? 그것도 알 수 없다. 저자들이 세균의 학명을 제시할 때는 논문에서 그 이유를 언급하게 되는데, 셰익스피어의 이름을 쓴 이유로 세균이 스트랫퍼드어폰에이번 Stratford-upon-Avon에서 분리되었기 때문이라고 밝히고 있다. 스트랫퍼드어폰에이번은 바로 셰익스피어의 고향이다. 그러니까 이름을 상상하는데 한 단계를 건너뛰는 셈이다. 창의적이랄 수도 있고, 혹은 그다지 세균과는 관계가 없는 이름이라고 생각할 수도 있지만, 어쨌든 재미있는 학명이다.

7

경성 제국 대학 총장이 발견한 세균

이질균, 시가 기요시

대장균과 매우 비슷하지만……

이질痢疾, Dysentery은 아메바성 이질과 세균성 이질, 두 종류로 나뉘는데, 세균성 이질은 심한 설사를 동반하는 감염 질환으로 시겔라*Shigella*라고 하는 세균에 의해 발병한다. 사람을 비롯한 영장류에서 병을 일으키지만 영장류를 제외한 다른 포유동물에서는 병을 일으키지 않는다. 전 세계적으로 일 년에 8천만에서 1억 5천 명 정도가 이 세균에 감염되는데, 대부분의 환자는 어린아이들로 설사를 일으키는 주요 세균이자 적은 양으로도 질병을 일으키는 매우 위험한 세균으로 꼽힌다. 특히 아프리카나 동남아시아 등 경제적으로 뒤처진 지역에서 많이 발생하고 사망률도 높다.

　과거 이질은 대표적인 전쟁터의 재앙이었다. 1812년 러시아 원정에 나선 나폴레옹 군대에 이질이 돌아 수천 명의 군인을 잃었다. 이질은 발진티푸스와 함께 원정 실패의 주요 원인이 되었다. 미국 남북전쟁에서도 북군 약 4만 5천 명, 남군 약 5만 명이 이질로 사망한 것으로 추산되고 있다. 나이팅게일의 활약으로 유명한 1850년대 크림 전쟁에서도 이질로 죽어간 병사들이 많았다. 이질의 희생양은 일반 병사만이 아니었다. 1216년 잉글랜드의 존 왕, 1307년 에드워드 1세가 이질로 사망했고, 1422년 백년전쟁 중 헨리 5세 역시 이질로 사망한 것으로 알려졌다. 엘

리자베스 1세 시대 스페인 무적함대를 무찌르는 데 한몫을 담당한 해적이자 해군 장군이었던 프렌시스 드레이크도 1596년 이질에 걸려 죽은 것으로 보고 있다. 물론 이질 역시 다른 질병과 마찬가지로 취약 계층에서 더 많은 감염자가 나왔고 사망률도 높았다. 역사가 그런 이들을 한 명 한 명 다 기록하지 않았을 뿐이다.

시겔라는 사람이 유일한 숙주인데, 주로 환자나 보균자가 배출한 대변에 존재한다. 대변에 존재하던 시겔라가 몸 밖으로 나온 후 물이나 오염된 손 등을 통해 전파된다. 결장 상피세포에 침입하여 증식함으로써 감염을 일으키는데, 특히 매우 적은 감염량(20~200개)으로도 감염을 일으키기 때문에 전파력이 매우 높다. 그래서 위생 시설이 열악하고 과밀한 환경에서 빠르게 퍼지는데, 난민 수용소나 군인 캠프 등에서 발생하면 금세 전파되어 피해가 커질 수 있다. 역사적으로 보면 17, 18세기 노예선에서 이질을 비롯한 질병으로 수많은 아프리카인들이 죽어 나갔다.

시겔라는 대장균Escherichia coli과 유전적으로 매우 가까운 세균이다. 사실 유전적으로 봤을 때 시겔라를 대장균의 한 부류라고 해도 별로 틀리지 않을 정도다. 많은 대장균과 시겔라의 유전체를 함께 분석해 보면 서로 뚜렷하게 분리가 되지 않는다. 시겔라는 시가 독소Shiga toxin를 갖고 있는 대장균의 한 그룹 혹은 아종亞種, subspecies으로 보는 것이 타당하다. 하지만 이 세균이 일반적인 대장균과는 달리 심각한 감염 증상을 나타내고, 그래서 역사적으로 대장균의 Escherichia와는 구분되는 독립적인 속으로 취급되어 왔으며 지금도 그렇다.

그렇게 유전적으로 대장균과는 구분이 되지 않을 정도의 세균이니 이 시겔라 속에는 여러 개의 종이 존재한다고 할 수가 없다. 하지만

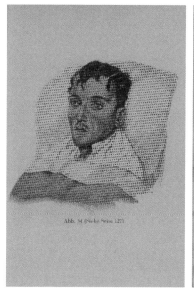
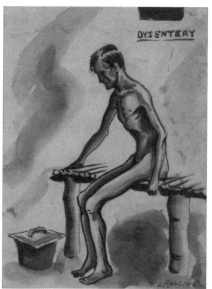

▲ 이질을 앓는 군인(1929년)   ▲ 이질 환자 그림

LPSN에는 4개의 종이 시겔라속에 속한다고 나온다. *S. dysenteriae*, *S. flexneri*, *S. boydii*, *S. sonnei*는 사실상 동일 종에 속하는 혈청 그룹이라고 할 수 있다. *S. sonnei*만 나머지 것들과 구분될 뿐 *S. dysenteriae*, *S. flexneri*, *S. boydii*은 아주 유사해서 대부분의 생리적, 생화학적 특징을 공유한다. 물론 대부분의 병원이나 보건 당국은 이것들을 분명하게 구분하는데, 이런 구분이 역학적으로는 의미가 있기 때문이다. 우리나라에서는 이질 환자의 90% 이상이 *S. sonnei*에 의해 발생하지만, 우리나라보다 환경이 열악한 저개발 국가에서는 *S. dysenteriae*나 *S. flexneri*가 많이 분리된다. 감염되었을 때의 중증도를 보면 *S. dysenteriae*가 가장 심한 증상을 보이고, *S. flexneri*, *S. sonnei*로 갈수록 약해지는 것으로 알

려져 있다.

세키리赤痢와 시가 기요시

시겔라라는 이름은 1897년 이 세균을 처음 발견한 일본인 의사 시가 기요시(Kiyoshi Shiga, 志賀潔, 1871-1957)에서 온 것이다. 19세기 후반 이질은 일본에서 '세키리赤痢, red diarrhea'라 불리면서 많은 사람들을 괴롭혔는데, 대장에 출혈, 궤양, 붕괴를 동반하기 때문에 설사와 함께 피와 점액이 섞여 나와서 그런 이름이 붙여졌다(일제 강점기의 신문을 보면 우리나라에서도 이 용어를 그대로 가져다 썼음을 알 수 있다). 특히 1897년의 세키리는 일본인 91,000명 이상을 감염시키고, 18,000명 이상이 사망하면서 치명률이 20% 이상일 정도로 굉장히 심각한 사태를 불러일으키고 있었다.

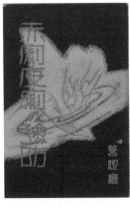

▲ 일본의 세키리 예방 포스터(1900년대 초반)　　▲ "춘천에 적리 만연"(1922년 6월 19일 <매일신보>)

시가는 당시 32명의 설사 환자를 조사했고, 설사 질환의 원인균을 찾아냈다.

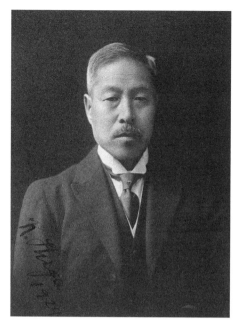
▲ 시가 기요시

시가는 1871년 일본 센다이의 사무라이 집안에서 태어났다. 그의 아버지는 꽤 성공한 사무라이였지만 메이지 유신으로 자신의 역할을 잃고 집안도 곤궁한 처지가 되어 버렸다. 그래서 그는 어머니 집안에서 자라게 되었는데, 시가라는 성도 어머니 쪽 성이다. 그의 집안은 1886년 도쿄로 이사를 가게 되었고, 고등학교를 졸업한 후 1892년 도쿄 제국 대학 의학부에 입학하게 된다. 시가는 그곳에서 기타자토 시바사부로의 강의를 듣게 되었는데, 기타자토는 페스트균에 관한 장에서 다루었지만 폰 베링과 함께 디프테리아 백신을 개발하고, 예르생과 함께 페스트균 발견을 다루었던 일본 의학의 아버지라고 불리는 인물이다. 시가는 기타자토의 강의는 물론 그의 자신감 넘치고 카리스마 있는 성격에 매우 깊은 인상을 받았고, 졸업 후 기타자토의 연구소에서 연구 조수로 일하기 시작한다. 처음에는 결핵과 디프테리아에 대해 연구했지만, 1897년 세키리에 집중했고 결국 이질균을 발견하게 되었다.

시가는 이질의 원인균을 찾아내는 데 스승의 스승인 코흐의 원리를 엄격하게 적용했다. 그는 환자들의 분변으로부터 그람 염색에 대해 음성인 세균을 분리해 냈다. 이 세균을 배양하여 개에게 먹였고, 개는 설사를 했다. 물론 설사를 하는 개의 분변에서 똑같은 세균이 분리되었다.

이 놀라운 발견의 열쇠는 단순한 응집 반응의 기술이었다. 시가는 자신이 분리한 세균이 회복기의 설사 환자의 혈청에 노출했을 때 결합하는 것을 보여줌으로써 그 세균이 이질의 원인균임을 증명할 수 있었다. 그는 기타자토의 지도하에 자신의 발견을 발표했고, 세균의 이름을 *Bacillus dysenterie*라고 했다. 또한 이 세균이 만들어내는 독소를 발견하였는데, 이 독소를 그의 이름을 따라 시가 독소Shiga toxin라고 한다.

사실 누가 맨 처음 이질균을 발견했는지에 대해 전혀 논란이 없던 것은 아니다. 시가가 논문을 발표한지 3년 후 독일의 크루세(Walther Kruse, 1864-1943)가 시가가 기술한 이질의 원인균과 똑같은 세균에 관한 논문을 발표했다. 시가는 자신이 발견한 세균이 운동성이 있다고 한 것에 반해, 크루세는 운동성이 없다고 했다. 시겔라는 살모넬라와는 달리 편모를 가지고 있지 않아 일반적으로 운동성이 없는 것으로 알려져 있지만, 특정한 조건에서는 약간의 운동성을 보이기도 한다. 이러한 이유 때문에 크루세는 여러 연구자들의 지지를 받았으며 이질 원인균의 발견에 대한 선취권을 주장했다. 크루세는 처음에는 시가를 별로 주목하지 않았지만, 결국 시가의 업적을 인정했다. '시가-크루세 세균Shiga-Kruse bacillus'이라 불리던 세균은 시겔라Shigella라는 속명이 정착되면서 이제는 거의 불리지 않는다.

LPSN에 따르면 *Shigella*라는 속명은 1919년 카스텔라니Aldo Castellani

와 챌머스^{Albert Chalmers}가 쓴 『열대 의학의 매뉴얼(Manual of Tropical Medicine)』 3판에서 명명된 것으로 나와 있다. 그러나 이 속명이 보편적으로 쓰이기 시작한 것은 1930년판 『버기스 매뉴얼(Bergey's Manual of Determinative Bacteriology)』에서부터인 것으로 보인다.

이질균 발견 이후

이질균 발견 이후 시가는 결혼과 함께 1900년 독일로 떠나 프랑크푸르트에 있는 연구소에서 파울 에를리히의 연구실로 들어간다. 트리파노소마증(수면병)에 대한 치료법 연구를 수행하다 1905년 일본으로 귀국하여 예르생과 페스트균 발견 경쟁을 했던 기타자토의 연구실에 합류하게 된다. 기타자토에 대한 그의 충성심은 대단하여 1914년 일본 정부가 기타자토의 전염병 연구소를 도쿄 제국 대학의 산하로 강제 편입시키자 사임하고, 기타자토 연구소를 세운 기타자토를 따라간다. 1920년 게이오 대학 의학부의 교수가 되었지만 시가는 바로 그해 정부의 요청에 당시 일본의 식민지였던 우리나라와 인연을 맺게 된다.

시가가 일제강점기 우리나라로 건너와 처음 가진 직책은 조선총독부의원장 겸 경성의학전문학교 교장이었다. 1926년 경성 제국 대학이 개교하게 되는데 시가는 의학부장을 거쳐 1929년에는 경성 제국 대학 총장에 취임하여 1931년까지 지내게 된다. 시가가 우리나라에서 활동한 기간은 10년이 넘는 셈이다. 그는 서양의학의 보급을 중시했고, 의학자 양성에 힘을 쏟은 것으로 알려지고 있다. 하지만 그와 동시에 전통적인

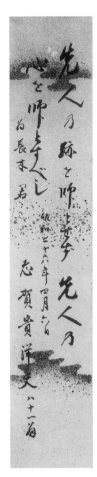

▲ 시가 기요시의 붓 글씨. "스승의 발자취를 따라가지 말고, 스승의 정신을 따르라."

한방의학자(이른바 의생醫生)에 대해서는 일방적인 교화의 대상으로 여기고 폄하했다. 학문의 순수성을 믿었던 그가 정치적으로 편향된 식민주의자는 아니었던 것으로 보이나, 어쩔 수 없는 일본인 출신으로 정치성이 표면화되기도 했다. 경성의학전문학교 교장 시절 일본인 교수의 조선인 차별 발언에 조선인 학생들이 항의한 사건이 있었는데, 그게 어떤 문제점을 가지고 있는지 잘 파악하지 못했다. 경성 제국 대학 시절 나병, 즉 한센병 치료와 관련해서 서양 선교사와 조선총독부 사이의 다툼에서 강제 격리주의를 고집한 조선총독부의 정책에 손을 들어주기도 했다.

이후 일본으로 돌아간 시가는 그의 영원한 스승인 기타자토의 연구소로 다시 들어가 이질과 결핵 등에 대한 연구를 1945년까지 수행하였고, 1957년 여든다섯의 나이로 죽는다. 시가가 죽었을 때 《뉴욕 타임스》는 부고에서 "가장 활동적인 시기에 세균학 분야에서 가장 뛰어난 4, 5명 중 한 명"이라고 했다. 1936년 하버드 대학 300주년 기념 연설에서 시가는 다음과 같이 자신의 일을 평가하며 지속적인 연구를 촉구했다.

"이질균의 발견은 이 질병을 퇴치하겠다는 희망을 가진 나의 젊은 심장을 흔들어 놓았습니다. 여전히 매년 수천 명의 사람들이 이 질병으로 고통받

고 있으며, 한때 그토록 밝게 타오던 희망의 빛은 여름밤의 꿈처럼 희미해
졌습니다. 이 신성한 불은 꺼지지 않아야 합니다."

8

이름에 담긴
비극

리케차 프로바제키이, 하워드 리케츠와 스태니슬라우스 폰 프로바제크

감옥열 혹은 전쟁열 그리고 안네 프랑크

'감옥열', '전쟁열', '기근열' '아일랜드열', '캠프열', '선박열', '병원열' 등 다양한 이름으로 불렸던 질병. 바로 발진티푸스typhus fever 또는 epidemic typhus다. 감옥열, 전쟁열, 캠프열, 선박열, 병원열 등은 밀집되고 위생이 열악한 상황에서 잘 발생하고 전파력이 높았던 사정을 반영한 이름이다. 기근열이라든가 아일랜드열은 1840년대 아일랜드의 감자대기근 당시 이 질병이 창궐했던 데서 나온 이름이다.

　매독에 대해서 각국이 자신들이 싫어하는 나라의 이름을 병명으로 삼았다면,* 발진티푸스는 질병이 나타나는 상황을 반영해서 부른 셈이다. 사소한 범죄도 사형으로 다스리던 수백 년 전 영국에서 올가미에 의한 죽음보다 티푸스에 의해 죽는 죄수가 더 많았다고 하니 밀집된 환경에서 벌어진 이 질병에 의한 참상이 짐작이 간다. 일례로 1577년 영국 옥스퍼드의 한 죄수가 510명에게 죽음의 천사가 되었는데, 당시 죽은 이들 가운데는 판사 두 명, 군수와 부군수 각 한 명, 치안관 여섯 명, 대부

---

* 프랑스에서는 매독을 이탈리아병이라 이름 지었다. 이탈리아, 독일, 영국에서는 프랑스병이라 불렀으며, 네덜란드에서는 스페인병, 포르투갈에서는 카스티아병, 러시아에서는 폴란드병, 터키에서는 기독교병, 일본에서는 포르투갈병 혹은 중국병이라고 불렀다.

분의 배심원들, 수백 명의 대학원생들이 포함되었다. 이때부터 영국에서는 판사가 감염을 막기 위해 코가리개를 쓰는 습관이 생겼다고 한다.

발진티푸스가 본격적으로 역사에 기록되기 시작한 것은 15세기 스페인 군대가 이슬람교도가 점령하고 있던 그라나다를 공략했을 때이다. 이른바 레콩키스타Reconquista*가 막바지에 이르렀을 즈음이다. 스페인은 그라나다 공략을 위해 키프러스의 용병을 수입하였는데 그들이 군대에 합류한 직후 스페인 군인들이 앓아눕기 시작했다. 두통, 고열, 전신 발작으로 시작해 얼굴이 검게 부어오르면서 헛소리를 하기 시작하고 결국에는 혼수상태에 빠져 죽었다. 이때부터 이 병은 '티푸스typhus'라는 이름을 얻게 되었는데 '연기 자욱한', '희미한', 또는 '흐릿한'이라는 뜻을 지닌 그리스어 티포스typhos에서 유래된 말이다. 당시 스페인 군은 약 2만 명가량의 군인이 목숨을 잃었는데, 3,000명은 전투로, 1만 7,000명은 발진티푸스로 사망했다고 한다.

그라나다에서 출발한 발진티푸스의 진군은 스페인, 프랑스를 거쳐 전 유럽을 휩쓸게 된다. 1528년 나폴리를 공격하던 프랑스 군대는 발진티푸스의 공격을 받아 2만 8,000명의 병사 중 절반가량이 숨졌다. 그 결과로 스페인의 카를로스 1세가 이탈리아에 대한 지배권과 클레망소 7세의 교황권까지 손에 넣을 수 있었다. 클레망소 교황이 헨리 8세의 이혼 요구를 거절한 이면에는 스페인 국왕 카를로스의 분노가 두려워서라는 얘기가 있다. 이후 교황의 간섭을 뿌리치고자 헨리 8세는 영국국교회를

---

* 8세기부터 15세기까지 약 800년에 걸쳐 이베리아 반도 북부의 그리스도교 왕국이 연합하여 이베리아 남부의 이슬람 국가를 축출하여 이베리아 반도에 대한 지배권을 회복하는 일련의 과정을 레콩키스타, 즉 '재정복'이라고 한다.

만들어 스스로 수장에 오르게 되는데 그렇게 본다면 발진티푸스는 간접적이지만 영국 종교 개혁에 기여한 셈이다.

감염병이 역사의 행로에 가장 큰 영향을 준 대표적인 사례로 1812년 나폴레옹의 러시아 정벌이 이 질병으로 좌절된 일화를 언급하는 경우가 많다. 나폴레옹의 군대가 추위와 굶주림에 떠는 모습을 그린 그림이 많은데, 그보다도 나폴레옹 군대를 더 괴롭힌 것은 모스크바에 도착하기도 전에 기승을 부린 발진티푸스였다고 볼 수 있다. 덥고 건조한 기후 속에 출발한 50만 대군에는 위생 조치가 거의 없다고 해도 과언이 아니있다. 러시아를 향해 진군하던 군대가 폴란드를 가로지를 즈음부터 병사들이 발진티푸스와 이질로 쓰러지기 시작했다. 약 5분의 1이 죽거나 병에 걸려 임무를 수행할 수 없는 상황에 처했다. 나머지 군대를 이끌고 러시아로 들어선 나폴레옹에게는 겨우 13만 명의 군인밖에 남지 않았다. 러시아에서 전투를 거치면서 발진티푸스 환자가 더 늘어 9만 명만 이끌고 모스크바로 진격할 수밖에 없었다. 전염병에서 겨우 목숨을 부지한 오합지졸 같은 군대가 천신만고 끝에 도달한 러시아 수도 모스크바는 불타고 있었다. 폐허 속에서 먹을 것도 없었고, 질병은 더욱 만연해 후퇴할 수밖에 없었다. 이처럼 나폴레옹의 세계 정복 야망을 꺾은 데 발진티푸스의 역할을 무시할 수 없다.

발진티푸스에 의한 희생자로 가장 유명한 사람 중 한 명은 안네 프랑크가 아닐까 싶다.[*] 유대인 소녀로 나치를 피해 2년 동안 숨어 지내며 쓴

---

[*] 안네가 장티푸스로 사망했다고 보기도 한다. 발진티푸스와 장티푸스는 감염체는 서로 다르지만 증상은 비슷하다. 안네에게서 병원체를 확인할 수는 없었으니 발진티푸스였는지, 장티푸스였는지 정확히 확인하는 것은 쉽지 않다. 또 그것을 구분하는 게 중요한 것은 아니다.

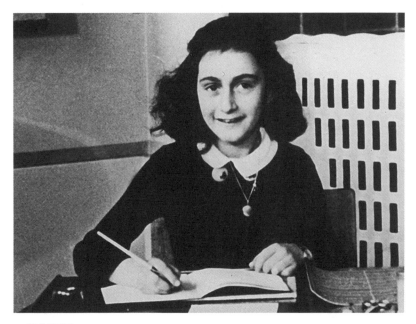

▲ 안네 프랑크

『안네의 일기』로 유명한 안네 프랑크가 아우슈비츠에서 독가스에 의해 죽었다고 알고 있을지도 모르나 직접 사인은 발진티푸스였다. 안네와 그녀의 언니 마고 모두 아우슈비츠에서 베르겐-벨젠 강제수용소로 옮겨진 후 감염되어 사망했고, 며칠 후 그들의 어머니도 목숨을 잃었다. 하지만 안네 프랑크가 단지 감염 때문에 죽었다고 하는 것은 말이 되지 않는다.

리케츠

발진티푸스는 이lice에 의해 매개된다. 이 사실을 알아낸 것은 프랑스의 샤를-쥘-앙리 니콜(Charles Jules Henri Nicolle, 1866-1936)이었다. 이 공로로 그는 1928년 노벨 생리·의학상을 수상했다. 그는 발진티푸스 환자가 병원 안팎에서 다른 환자를 감염시킬 수 있고, 또 환자의 옷만으로도 질병을 퍼뜨리는 것처럼 보이는 데 반해 뜨거운 물로 목욕을 하거나 옷을 갈아입으면 더 이상 전염되지 않는 것을 보고 이가 발진티푸스의 매개체일 것으로 추론했다. 니콜은 사람 대신 침팬지를 이용해서 이를 증명했다. 1909년 침팬지에게 발진티푸스를 감염시키고, 이를 회수한 후 다시 건강한 침팬지에 이를 옮겼다. 열흘이 되지 않아 건강했던 침팬지도 발진티푸스를 앓았다. 니콜은 이와 같은 실험을 여러 차례 반복하였고, 기니피그를 이용한 실험에서도 똑같은 결과를 얻었다.

이와 같은 니콜의 발견은 발진티푸스의 발병과 전파를 억제하는 데

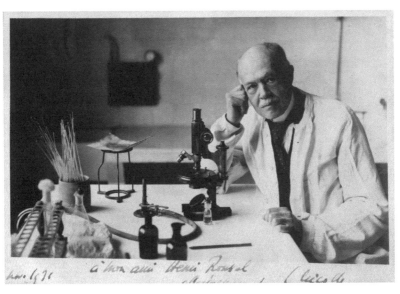

▲ 샤를 니콜

큰 공헌을 했다. 이를 집중적인 타깃으로 삼아 면도와 의복 소각 같은 위생 기준을 정할 수 있게 하여 공중 보건 측면에서 커다란 공헌을 하게 되었고 결과적으로 수많은 목숨을 살릴 수 있었다.

하지만 니콜은 발진티푸스의 병원체에 대해서는 몰랐다. 발진티푸스는 리케차 프로바제키Rickettsia prowazekii라고 하는 세균이 병원체인데, 이 리케차라고 하는 세균은 이에 기생하며 이의 배설물에 섞여 나와서 사람의 몸으로 전달되어 병을 일으킨다. 이 세균을 발견한 사람은 브라질의 엔히키 다 로샤-리마(Henrique da Rocha Lima, 1879-1956)였다. 그는 자신이 발견한 세균의 이름을 바로 발진티푸스를 연구하다 죽은 두 명의 연구자 이름으로 지었다. 바로 하워드 리케츠(Howard Taylor Ricketts, 1871-1910)와 자신의 친구이자 동료 연구자였던 스태니슬라우스 폰 프로바제크(Stanislaus von Prowazek, 1875-1915)다.

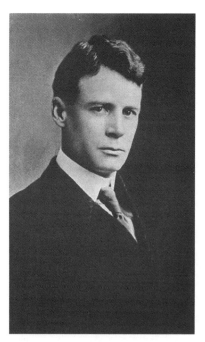

미국 오하이오주에서 태어나 노스웨스턴 대학교 의과 대학을 나온 하워드 리케츠가 처음 연구한 것은 블라스토미세스Blastomyces라고 하는 병원성 곰팡이였다. 리케츠는 파리 파스퇴르연구소에서 잠시 연구하며 실험 기법을 익히고 미생물학 이론을 갖춘 후, 시

▲ 하워드 리케츠

카고 대학의 교수로 돌아왔는데 여기서 로키산 홍반열Rocky mountain spotted fever을 연구하기 시작했다. 리케츠는 로키산 홍반열을 연구하면서 이 질병과 발진티푸스 사이의 유사성에 주목하게 되었다. 로키산 홍반열 역시 진드기를 매개체로 하는 감염 질환이며, 나중에 리케차속에 속하는 세균 (*Rickettsia rickettsii*로 속명, 종명 모두 리케츠의 이름에서 왔다)에 의해 생기는 것으로 밝혀졌다는 점에서 두 질병이 유사한 것은 당연한 일이었다.

리케츠는 1909년 시카고 대학교를 비롯한 여러 기관으로부터 지원을 받고 발진티푸스 연구를 위해 멕시코로 떠나게 된다. 당시 멕시코시티는 발진티푸스가 집단적으로 발생하고 있는 위험한 상황이었다. 멕시코에 머무르는 동안 펜실베니아 대학교 병리과 과장으로 제안을 받고 이를 수락하여 잠시 떠나기도 했지만, "그 길은 놀라운 발전으로 통하지 않는다"며 금방 멕시코로 돌아와 발진티푸스 연구를 이어나갔다. 그리고 발진티푸스를 일으킨다고 믿었던 병원체를 분리하고 며칠 후 발진티푸스에 걸려 사망한다. 1910년의 일이었다.

프로바제크와 로샤 리마

1875년 보헤미아에서 태어난 프로바제크는 세균학자는 아니었다. 동물학자이자 기생충학자로, 브라질 출신의 병리학자인 로샤 리마와 함께 발진티푸스의 병원체를 발견했다.

프로바제크는 프라하 대학에서 동물학을 전공했고, 빈 대학에서는 동물학자인 베르톨드 하첵과 함께 물리학자이자 극단적 주관주의 철학

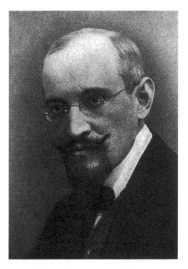

▲ 스태니슬라우스 폰 프로바제크

자 에른스트 마흐에게 가르침을 받았다. 또한 면역학자 파울 에를리히와 동물학자 리차드 헤르트비히의 지도 하에 연구를 수행하며 연구 경력을 쌓았다. 초기 그의 연구 업적 중에는 눈의 결막 질환인 하나인 트라코마를 일으키는 트라코마 클라미디아Chlamydia trachomatis에서 봉입체inclusion body를 발견한 것이 있다. 1908년에는 브라질의 리우데자네이루에서 연구 활동을 했고, 1910년에는 인도네시아 수마트라, 사모아, 사이판 등지에서 감염병에 대한 연구를 수행했다.

1914년 제1차 세계대전이 발발할 무렵 프로바제크는 이미 세르비아와 이스탄불 등지에서 발생한 발진티푸스에 관한 전문가가 되어 있었다. 전쟁 초기부터 그는 로샤 리마와 함께 러시아 포로 수용소의 병원에서 일하고 있었는데, 이곳에서 유행하는 발진티푸스를 어떻게 물리칠 것인지 알아내라는 명령을 받았다. 연구 도중 프로바제크와 로샤 리마 모두 발진티푸스에 걸렸다. 다행히 로샤 리마는 회복되었으나 프로바제크는 사망하고 만다. 겨우 마흔의 나이였다. 로사 재니케는 그의 삶에 대해 다음과 같이 쓰고 있다.

"그는 끝내 결혼하지 않았고, 글을 잘 썼으며, 정확한 그림을 그렸다. 철학적으로는 이상주의자였지만, 그의 과학은 그의 모든 체력과 시간, 야망을 모두 희생시킨 삶의 중심이었다."

이제 끝으로 발진티푸스의 병원체를 발견하고, 자신이 발견한 세균의 학명에 그 세균에 감염되어 죽은 두 과학자의 이름을 붙인 로샤 리마에 대해 알아보자.

로샤 리마는 브라질 출신의 의사이자 병리학자, 감염학자였다. 리우데자네이루에서 의과 대학을 졸업하고 의사 자격증을 딴 후 오즈와우두 크루스Oswaldo Cruz 연구소 설립에 참여하여 병리학 교수로 일하면서 미생물학, 면역학, 감염의학 연구를 한다. 이후 독일로 건너가 여러 기관에서 의사이자 연구자로서 활동하는데, 1909년 프로바제크의 초대를 받아 함부르크에 있는 해양 열대질병 연구소Tropeninstitut에 합류한다. 이 연구소는 독일에 질병이 유입되는 것을 막기 위해 설립된 기관이었다. 로샤 리마는 1927년까지 이 연구소에서 일했다. 바로 이 때가 뛰어난 업적을 낸 시기로 이곳에서 황열병의 조직병리학적 특징에 대한 연구를 수행했고, 브라질에서부터 해오던 샤가스병Chagas' disease에 대해 추가 연구도 했다.

앞서 썼듯이 제1차 세계대전이 발발하자 프로바제크와 함께 발진티푸스를 연구하다 같이 감염되었다. 프로바제크와는 달리 그는 회복되어 1916년 함부르크에서 발진티푸스의 병원체를 발견했다고 발표할 수 있었다.

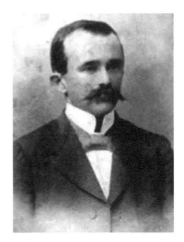
▲ 로샤 리마

로샤 리마에게 있어서 가장 큰 좌절 중 하나는 노벨상 수상 불발이 아니었을까 싶다. 1928년 스웨덴의 노벨 재단은 노벨 생리·의학상 수상 자로 발진티푸스의 전염과 전파에서 이의 역할을 밝혀낸 니콜을 수상자로 지명했다. 하지만 정작 그 병원체를 발견한 로샤 리마는 제외했고, 심지어 한마디 언급도 없었다. 노벨상 수상 선정이 모든 사람을 만족시키지는 못했고, 늘 공정했던 것만은 아니라는 세간의 평가로 이 결과를 위안 받을 수는 없었을 것이다.

이후 로샤 리마는 폴란드에서 참호열trech fever을 연구하였고, 이 질병이 발진티푸스와 유사한 병원체에 의해 생긴다는 것을 밝혔다. 1928년 브라질로 돌아온 이후 여러 연구 기관 및 단체에서 연구와 행정을 수행했고, 다양한 사회 활동으로 존경을 받았으며 1956년 상파울루에서 사망했다. 그의 이름에서 온 세균도 있는데, 2007년 처음 발표된 *Bartonella rochalimae*가 그것이다.*

리케차 자체는 세균으로서도 매우 작은 생명체다. 그래서 과거에는 세균과 구분해서 설명했던 적도 있다. 이 녀석들은 극단적으로 유전자가 적어 기생 생활을 할 수밖에 없다. 다른 세균보다 오히려 미토콘드리아와 더 닮은 존재로 세포 내 공생으로 생긴 미토콘드리아의 조상이 리케차 종류였을 것으로 추정하는 이들도 있다. 이 세균이 수많은 목숨을 앗아간 데는 세균 자체의 특성도 있지만, 인류가 스스로 만들어 놓은 환경과 행동 때문이었다. 이 세균의 학명을 접할 때마다 이 세균에게 희생된

---

* *Bartonella*라는 속명도 알베르토 바튼(Alberto L. Barton, 1870-1950)이라는 아르헨티나 출신의 페루 미생물학자의 이름을 기린 것이다.

과학자들을 만날 수밖에 없어 숙연해진다. 이 세균에는 정말 많은 목숨
이 걸려 있는 것이다.

9

최초의 마법 탄환을 찾아낸 과학자와 세균

에를리키아, 파울 에를리히

에를리키아, 주로 개에 감염되지만······

에를리키아*Ehrlichia*는 발진티푸스의 원인균인 리케차*Rickettsia*, 쯔쯔가무시병을 일으키는 오리엔시아*Orientia*, 아나플라즈마*Anaplasma* 등과 함께 리케차목*Rickettiales*에 속하는 세균이다. 이 세균은 모두 세포 내에서 증식하지만 서로 조금 다른 특징을 지니기도 한다. 이를테면 리케차와 오리엔시아의 경우에는 진핵세포의 원형질에서 증식하는 데 반해(리케차과, Rickettiaceae), 아나플라즈마와 에를리키아는 진핵세포의 원형질에 있는 세포막으로 되어 있는 공포*vacuole* 안에서 증식한다(아나플라즈마과, Anaplasmataceae). 이들 세균은 모두 세균치고도 크기가 매우 작아서 세균을 거르는 여과지를 통과한다. 그래서 처음에는 바이러스로 오인되기도 했고, 이후에는 꽤 오랫동안 세균과 바이러스 사이에 존재하는 생명체로 취급되기도 했다. 물론 지금은 분명한 세균으로 분류된다.

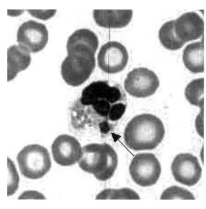

▲ 단핵구 내의 에를리키아

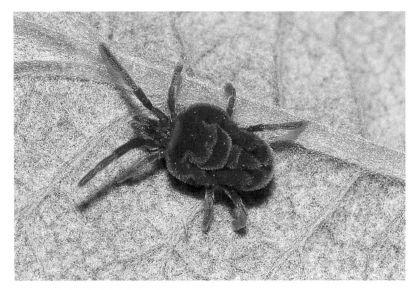

▲ 에를리키아증의 매개체인 진드기

에를리키아의 숙주는 주로 진드기로, 진드기에 의해 척추동물 사이에 전파되면서 에를리키아증ehrlichiosis이라는 인수 공통 전염병의 원인이 된다. 주로 단핵구monocytes에 침입하기 때문에 단핵구 에를리키아증 monocytic ehrlichiosis이라고 한다.

개의 에를리키아증은 1930년대 중반 도나티엥A. Donatien과 레스토쿠아드F. Lestoquard에 의해 아프리카에서 첫 사례가 보고되었다. 하지만 1970년대까지는 거의 관심을 끌지 못하다 베트남전쟁 중 독일산獨 셰퍼드가 많이 감염되면서 주목받기 시작했다(역시 전쟁!). 지금도 주로 에를리키아 카니스Ehrlichia canis에 의해 개가 감염되는 사례가 많이 보고되는데, 미국의 경우를 보면 사람이 감염되는 사례도 증가하고 있는 것으로 나타난다. 사람의 경우엔 에를리키아 카니스에 의한 감염도 보고되지만 에를리키아 차핀시스*Ehrlichia chaffeensis*나 에를리키아 유잉기*Ehrlichia ewingii*와 같은 종에 의한 감염이 대부분인 것으로 보고되고 있다.

에를리키아라는 속명은 독일의 면역학자이자 미생물학자 파울 에를리히(Paul Erhlich, 1854 – 1915)를 기려 명명된 것이다. 1945년 소련의 모시코프스키^{S. D. Moshkovski}가 러시아로 쓴 논문(초록은 영문)에서 도나티엥과 레스토쿠아드가 리케차속에 포함시켰던 세균을 빼내 새로운 속으로 만들면서 에를리히의 이름을 붙인 것이다. 모시코프스키를 구글에서 검색해 보면 1960년대에 WHO에 보고한 말라리아에 관한 논문이 나오는데, 당시 그의 소속은 모스크바에 위치한 의학기생충학 및 열대의학 연구소^{Institute of Medical Parasitology and Tropical Medicine}로 나온다. 그 외에는 에를리키아라는 속과 연관되어 이 속명을 처음 사용했다는 내용만 검색될 뿐이다. 모시코프스키가 에를리히의 이름을 쓰게 된 계기가 무엇인지는 잘 알 수가 없다. 다행히 모시코프스키가 에를리키아라는 이름을 지었기에 이렇게 에를리히의 삶과 업적을 알아볼 수 있게 되었지만, 에를리히는 한 세균의 학명에 이름을 남기는 걸 넘어 많은 사람이 기억할 만한 아니 기억해야만 하는 위대한 과학자였다.

파울 에를리히와 노벨상

파울 에를리히는 혈액학, 면역학, 약리학, 화학요법 등의 다양한 분야에서 선구자적인 업적을 남긴 과학자다. 각 분야에서 생물학적인 원리를 정의했으며, 그 정의에 기초한 실질적인 의미와 의학적인 적용 가능성을 보여주어 이른바 중개 의학translational medicine의 창시자라고 해도 과언이 아니다. 그의 아이디어 중에는 후대의 과학자들에게 영감을 주어 새로운 발견을 이루도록 한 것이 적지 않았다. 그중 하나가 '측쇄이론side-chain theory'이다. 그는 이 이론을 통해 세포에는 외부 분자와 결합하는 특정한 세포막의 구조가 존재한다고 제안했고, 이는 오늘날 일반적으로 받아들여지고 있는 수용체-리간드 개념으로 이어졌다.

하지만 에를리히의 가장 큰 업적으로는 인체의 면역 반응을 설명한 것과 병원균을 죽이는 화학요법에 대한 공헌 두 가지를 들 수 있다. 1908년 54세이던 해에 에를리히는 노벨 생리·의학상을 수상했다. 그에게 노벨상을 안겨 준 건 면역학에서의 업적이었다. 19세기 말부터 20세기 초는 물리학이 격변을 겪고 있듯 미생물학이 등장하고 있었고, 동시에 면역학의 기초가 세워지던 시기였다. 미생물학과 면역학은 서로 불가분의 관계를 가질 수밖에 없었는데, 그 일례로 당시 면역학 발전을 선도하던 두 기관이 세균병인론을 확립한 파스퇴르와 코흐의 연구소였다는 것만 봐도 알 수 있다.

그러나 두 기관은 프랑스와 독일이라는 국가의 경쟁 관계 못지않게 세균학은 물론 면역학에 관해서도 적대적인 경쟁 관계였다. 파스퇴르연구소에서 대표적인 면역학자는 우리에겐 유산균 음료로 잘 알려진 러시아 출신의 메치니코프였고, 코흐연구소에서는 에를리히가 대표 연구자라 할 수 있었다. 메치니코프는 식균 현상을 발견하여 현재 자연 면역, 혹은 세포성 면역이라고 부르는 것이 면역 반응이라고 주장했고, 에를리히는 항원-항체 반응, 즉 지금은 체액성 면역, 혹은 적응 면역이 면역 반응의 요체라고 봤다. 서로가 한 치도 물러서지 않으며 각자 주장에 대한 증거를 찾는 것과 동시에 상대방이 틀렸다는 것을 입증하기 위해서 노력을 기울였다. 루바 비칸스키는 메치니코프에 대한 평전 『메치니코프와 면역』에서 "이렇게 논문 한 장 한 장에 적힌 글로 신랄한 평가가 오가는 전쟁터 같은 분위기 속에서, 면역학이라는 새로운 과학이 세상에 뿌리를 내리고 있었다"라고 쓰고 있다.

아직은 면역의 구체적인 메커니즘에 대한 이해가 부족한 시대였다. 노벨상 위원회는 이처럼 중요한 주제이자, 또 계속 놀라운 논문이 나오는 면역학 분야에 대해 노벨상을 수여하기로 하였으나 파스퇴르연구소와 코흐연구소 중 어느 쪽의 손도 들어주기 난감한 상황이었다. 이 상황에서 노벨상 위원회는 묘안을 내는데, 메치니코프와 에를리히 둘 모두에게 노벨상을 수여하기로 한 것이다. 사실 묘안이라기보다는 절충안이었다고 볼 수 있다. 그런데 이 방안은 결국 옳은 결정이 되었다. 우리와 같은 척추동물의 면역 작용은 세포성 면역과 체액성 면역이 둘 다 작용하는 것으로 밝혀졌기 때문이다. 에를리히는 그렇게 노벨 생리·의학상 수상자가 되었다.

파울 에를리히는 1854년 베를린에서 남동부로 약 240킬로미터 떨어진, 지금은 폴란드 영토가 된 작은 마을에서 여관을 운영하던 부유한 유대인 부부의 아들로 태어났다. 그는 여러 의대를 전전했는데, 당대의 보편적인 의과 대학의 강의 방식을 받아들이지 않은 탓이 컸다. 대신 인체 조직을 염색하는 데 관심을 가졌다. 그의 사촌 카를 바이커트는 후에 병리학자가 되었는데, 인간과 동물의 조직을 염색하는 방법인 아닐린 염색법을 개발한 인물이었다. 에를리히도 자연히 염색법에 관심을 가질 수 있는 환경에 있었다. 그는 사촌이 개발한 염색법을 발전시키게 되는데

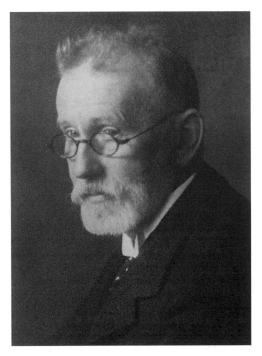
▲ 파울 에를리히

바로 조직 표본에 있는 세포의 각 부분이 서로 달리 반응하여 서로 다른 농도를 나타내게 함으로써 윤곽을 뚜렷하게 만드는 방법인 '선택 염색'이라고 하는 기술이었다(이것이 그의 박사 논문 주제였다).

당시 독일은 염료 산업이 매우 발달한 나라였다. 라인강을 따라서 많은 염료 공장들이 있었고, 그 염료 산업이 지금의 거대 화학기업이자 제약회사인 바이엘 같은 기업으로 성장했다. 그런 배경에서 염색법 연구가 활발했고, 그람 염색법 역시 에를리히의 염색법에 착안하여 개발된 것이었다.

그는 1891년 베를린의 코흐연구소에 합류하여 코흐와 5년 동안 함께 연구했다. 코흐와 함께 결핵을 연구하는 도중 결핵에 걸려 이집트에서 2년간 요양해야 했지만 다행히 회복됐고, 1896년 새로 만들어진 혈청연구소의 초대 소상이 되었으며, 1899년에는 프랑크푸르트암마인 실험요법연구소 소장이 되었다. 그는 특정 미생물이 몸 안으로 들어왔을 때 환자의 몸에서 면역력이 생기는 원리에 대해 집중적으로 연구하였고, 면역 세포가 미생물과 외래 분자를 인식하는 원리를 규명함으로써 노벨상 수상의 영예를 얻을 수 있었다.

파울 에를리히와 마법 탄환

에를리히는 병원균이나 암세포를 파괴하기 위하여 화학 물질을 사용한 최초의 과학자이기도 하다. 바로 '화학요법^{chemotherapy}'이라고 불리는 치료법이다. 노벨상을 수상한 후에는 급격히 연구력이 떨어지는 요새의 과학자들과는 달리(사실 노벨상의 업적을 낸 후 너무 오랜 시간이 흐른 후에야 노벨상을 받기는 한다) 에를리히는 노벨상 수상 바로 다음해 최초의 자우버쿠겔^{Zauberkugel}, 즉 '마법 탄환^{magic bullet}'을 만들어냈다(질병을 한 방에 없애주면서도 사람에게는 피해를 주지 않는다는 의미의 '마법 탄환'이라는 용어를 처음 쓴 사람도 에를리히였다).

에를리히가 마법 탄환, 혹은 화학요법의 대상으로 삼은 질병은 바로 '매독^{syphilis}'이었다.* 매독은 트레포네마 팔리듐^{Treponemma pallidum}이라는 스피로헤타^{spirochetes}에 속하는 세균에 의해 생기는 질병으로 성적 접촉에 의해 전염된다. 논란은 있지만 많은 사람들이 인정하는 바에 따르면, 콜럼버스 이후 15세기 무렵 아메리카 대륙에서 유럽으로 전파되었고, 이후

---

* 에를리히가 처음 목표로 삼은 감염체는 트리파노조마(Trypanosome)라고 하는 수면병(sleeping sickness)을 일으키는 원생생물이었다고 한다. 식민지 개발에 열을 올리던 유럽 국가들은 아프리카의 풍토병인 수면병부터 극복해야만 했다. 수면병의 원인을 밝힌 것은 17장에서 나올 브루셀라(*Brucella*)를 발견한 데이비드 브루스였다.

로 영국의 헨리 8세, 러시아의 이반 뇌제(이반 4세), 작가 오스카 와일드, 작곡가 베토벤, 아마도 미국 대통령 링컨에 이르기까지 수많은 사람을 괴롭히며 악명을 떨쳤다. 매독에 걸리면 통증뿐만 아니라 몰골이 흉해져 더욱 괴로운 질병이었으며*, 미치게 하다 결국 사망에 이르게 하였다.

우리나라에는 이수광의 『지봉유설』에 처음 기록되어 있고, 허준의 『동의보감』에도 나온다. 천포창天疱瘡, 양매창楊梅瘡이라고 불렸는데, 16세기 초 중국을 통해 들어온 것으로 추정되고 있다. 청일전쟁 이후 개항한 항구도시인 부산, 인천, 원산을 중심으로 매독 환자가 급증하기 시작하여 당시 최초의 근대식 의료기관인 제중원의 기록에 의하면 말라리아 다음으로 많은 환자가 매독 환자였다고 한다. 김동인의 소설 『발가락이 닮았다』에서도 주인공 M이 매독에 걸린 설정으로 등장한다.

살바르산이 나오기 전까지 매독에 대한 유일한 치료제는 독성을 지닌 수은이었는데, 수은은 매독을 치료하는 게 아니라 단지 병의 진행을 늦출 뿐이었고 부작용도 심했다. 그래서 "베누스(비너스)와의 하룻밤, 수은과의 한평생"이라는 말도 나왔다. 에를리히는 비소As 성분에 기초해서 화학 물질을 합성해 냈는데, 바로 '살바르산salvarsan'**이라고 하는 물질이었다. 처음에 이 물질에는 '606호'라는 번호가 붙여져 있었는데, 에를리히가 606번째 만들어 시험한 물질이라는 의미다. 최초의 실질적인 매독

---

* 1기 매독에서는 통증이 없는 피부궤양만 주로 발생하고, 증상도 감염 이후 상당 기간 이후에 나타나기 때문에 다른 질병과 구분하는 것이 상당히 어려워 윌리엄 오슬러와 같은 의사는 "매독을 아는 의사가 의학을 아는 의사다"라고까지 했다.

** 'Salvarsan'이라는 이름은 매독 환자를 구원한다는 뜻(salvage)과 비소(arsenic)라는 뜻의 단어를 합성해서 만들어졌다. 즉 '매독 환자를 구원하는 비소 화합물'이라는 뜻이다.

치료제, 아니 감염에 대한 화학요법이었다.

그는 특정 염료가 세포의 특정 성분에 결합하는 것을 현미경으로 관찰할 수 있었고, 그렇다면 자신의 수용체 이론에 근거해서 세균의 특정 성분에만 결합하는 화학 물질도 만들 수 있지 않을까 생각했다. 화학 물질이 결합한 부분을 파괴하거나 작용을 막는다면 세균을 죽일 수도 있을 것이라 여겼고, 염료로부터 각종 화학 물질을 만들어 시험했던 것이다. 처음에는 지금도 세포 염색약으로 널리 쓰이는 메틸렌블루를 이용해서 세균 살상 효과를 관찰했고, 어느 정도 가능성을 보기도 했다. 메틸렌블루에서 희망을 본 에를리히는 다른 염료를 찾아 나섰다. 그렇게 하여 찾아낸 물질이 바로 '606호' 살바르산이었다. 늘 염료를 손에서 놓지 않았던 그에 대해 토머스 헤이거는『감염의 전장에서』에서 "파랑, 노랑, 빨강, 초록 손가락의 남자"라고 묘사하고 있다.

살바르산은 에를리히에게 노벨상 수상보다 더 큰 명성을 안겨주었다. 매독이라는 질병으로부터 목숨을 구할 수 있는 방법이 생겼으니 당연히 그럴 만도 했고, 이제 다른 감염 질환도 정복할 수 있겠다는 희망을 갖게 한 엄청난 업적이었다. 그가 죽은 후이긴 하지만 1940년에는 그의 이야기를 다룬《에를리히 박사와 마법 탄환》이라는 장편 영화가 만들어져 개봉되기도 했다. 하지만 여러 면에서 에를리히에 대한 비난도 있었다.

매독이라는 '부도덕한' 질병으로부터 사람을 살려내는 게 과연 마땅한가라는 비난도 있었고, 비소 자체가 원래 독약이기 때문에 복용량을 정확하게 지키지 않아 생겨난 부작용을 에를리히에게 전가하는 경우도 있었다. 에를리히는 살바르산의 부작용으로 고생하고, 심지어 죽는 사람

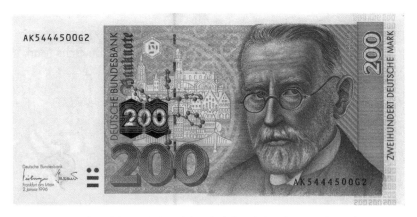

▲ 파울 에를리히가 들어간 유로화 사용 이전 독일 지폐. 중간의 분자 구조는 살바르산의 모형이다.

이 생기는 기록들을 모두 보관해 둘 정도로 괴로워했다. 그는 결국 술독에 빠졌고 61세의 나이에 뇌졸중으로 사망하고 만다. 프랑크푸르트의 유대인 묘지에 묻혔지만, 훗날 나치가 무덤을 훼손하고 말았다.

그는 자신이 개발한 물질을 마법 탄환이라고 불렀지만, 실제로는 '마법'과는 거리가 멀었다. 제조하는 것도 쉽지 않았고 사용법도 복잡했다. 게다가 다른 감염에는 듣지 않았다. 페니실린과 같은 항생제가 등장하면서 곧 무대에서 물러날 수밖에 없었다.

에를리히는 종종 성공을 위해서는 4개의 'G(게)'가 필요하다는 말을 했다. '4G'란 독일어로 G로 시작하는 단어인 '인내Geduld', '기술Geschick', '행운Gluck', '돈Geld'을 의미한다. 그에게 살바르산 개발 성공의 이유를 물었을 때, 그는 "7년의 불운, 잠깐의 행운"이라고 답했다. 그러나 그 행운의 전제가 인내와 기술이었음은 누구나 알고 있다. 물론 돈도 필요하나 (에를리히는 살바르산 개발 당시 "돈을 물 쓰듯이" 했다고 한다. 그 돈은 독일의 제약회사 회히스트Hoechst AG가 댔다).

에를리히는 꿈을 꾼 사람이었다. 질병을 해결할 수 있는 마법의 약이 있다는 것을 믿었으며, 그것을 찾기 위해 강박적으로 일했던 사람이었다. 하지만 그는 얼토당토않은 몽상가는 아니었다. 탄탄한 토대를 지닌 아이디어가 있었으며, 정확히 관찰하고, 측정하고, 분석했다. 그리고 그의 기법은 혁신적이었다.

10

세계화와 함께
정체를 드러내다

콜레라균, 필리포 파치니

인도의 풍토병이었던 콜레라

비브리오 파치니*Vibrio pacinii*라는 이름을 가진 세균이 있다. 2003년 새우 유충, 농어, 대서양 연어 등 해양 생물에서 분리된 세균 균주들에 대해서 고메즈-길*Bruno Gomez-Gil* 등이 연구해서 붙인 이름이다. *Vibrio*라는 잘 알려진 속명에 이은 종소명 *pacinii*는 이탈리아의 해부학자 필리포 파치니(Filippo Pacini, 1812-1883)의 이름을 기린 것이었다. 필리포 파치니는 바로 1854년 콜레라의 원인균을 찾아내 비브리오 콜레라*Vibrio cholerae*라는 이름을 붙인 과학자이다. 콜레라에 관해서는 코흐의 연구로 잘 알려져 있지만, 그보다 30년 전에 이미 이를 연구하고 이름까지 붙인 과학자가 있었던 것이다.

라틴어에서 온 말로 '지나친 설사'를 뜻하는 콜레라*cholera*는 오랫동안 인도의 갠지스강 하류 벵갈 지역에 국한된 풍토병이었다. 콜레라를 일으키는 '*Vibrio cholerae*'는 수인성 세균으로 콜레라에 감염된 사람의 배설물을 함유한 물을 마시면 사람의 장기로 침투하게 된다. 또한 그런 배설물을 포함한 조개나 가재, 굴, 딸기, 채소 등의 식품을 먹으면 감염된다. 이 질병이 인도 밖으로 나와 전 세계로 퍼지게 된 것은 이른바 서양 선박들이 세계 곳곳을 누비며 무역과 함께 점령을 일삼던 대항해 시

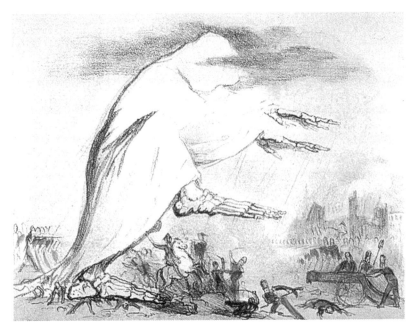

▲ 콜레라는 전장의 아군과 적군을 가리지 않았다.

대라 불리는 시기의 부산물이었다. 단지 부산물이라고 하기에는 너무도 많은 사람들이 죽었지만.

1800년대 초 영국이 인도에 교역로를 개척하고 군대를 파견하면서 콜레라는 인도를 빠져나와 전 세계 교역로를 따라 전파되기 시작했다. 1817년 인도에서 발생하여 1824년까지 지속된 첫 번째 콜레라 팬데믹은 네팔, 아프가니스탄, 이란, 이라크, 오만, 태국, 미얀마, 중국, 일본, 아니도 우리나라까지 마수를 뻗쳤다. 당시 유럽은 신문 등을 통해 아시아의 비극을 알고 있었다. 하지만 유럽인들은 아시아에서 벌어지는 일은 자신들과는 상관없는 일이라 여겼다. 사실 그때까지만 해도 콜레라가 유럽에 상륙하기가 쉽지 않았다. 콜레라는 배를 통해 순식간에 유럽에 상륙한 페스트와는 양상이 달랐다. 콜레라는 잠복기가 길어야 사흘에 불과했기에 아시아에서 콜레라에 걸린 선원이나 승객이 배를 타고 유럽으로 간다면 이미 배 안에서 그 증상이 나타났을 것이고, 당시 방역 체계로도 그 정도는 막을 수 있었던 것으로 보인다.

하지만 방어선은 무너질 수밖에 없었다. 1826년 인도에서 시작된 두 번째 팬데믹은 세계 곳곳의 전장을 누비던 군인들에 의해 첫 번째보다 훨씬 빨리 확산되었다. 페르시아와 아프가니스탄을 거쳐 이집트의 카이로와 알렉산드리아를 집어삼키고, 러시아의 모스크바를 거쳐 폴란드, 불가리아, 라트비아, 독일로 번져나갔다. 당시 독일 베를린의 인구가 24만 명 안팎이었는데, 그중 2,250명이 콜레라에 감염되고 1,417명이 사망했다고 한다. 오스트리아 빈에서도 2,200명이 콜레라로 목숨을 잃었다. 1831년에는 영국에까지 전파되었고, 이듬해에는 아일랜드까지 건너갔다. 그리고 아일랜드 이주민들은 이 전염병을 아메리카 대륙으로 가져갔다.

19세기 말까지 콜레라 팬데믹은 여섯 차례나 전 세계를 휩쓸었다. 그리고 20세기 중반 엘토르티 Tor형에 의한 일곱 번째 팬데믹이 있었고, 1993년경 여덟 번째 팬데믹이 시작되었던 것으로 보고 있다.

콜레라 혹은 호열자

면역계가 정상적일 때는 콜레라균이 몸속으로 들어오더라도 소화기관의 위액이 충분히 방어할 수 있다. 하지만 콜레라균의 수가 굉장히 많거나 위장 장애 등이 있는 경우 세균은 소장을 통과하여 장점막에 부착해 증식한다. 이 세균이 자연 상태에서 가장 강력한 독소 중 하나인 장독소를 배출하고, 이에 대해 소장은 영양분을 장 내강에서 혈류로 통과시키는 대신 엄청난 양의 혈장을 소화관으로 내보낸다. 이렇게 혈장이 손실되면서 환자는 쌀뜨물과 비슷한 변을 쏟아내는데, 1시간에 1리터까지 배출하기도 한다. 심한 구토까지 동반하면서 수분 손실이 심해지고, 결국은 저혈당 쇼크로 사망에 이르게 된다. 이 과정이 불과 몇 시간에서 며칠에 불과해서 더욱 끔찍한 상황으로 여겨졌다. 서구에서 14~18세기까지는 페스트, 18세기에는 천연두가 가장 무서운 질병으로 통했는데, 19세기에 그 바통을 이어받은 것이 바로 콜레라였다.

콜레라는 1820년경 중국의 광둥, 산둥, 베이징을 거쳐 조선까지 들어온 것으로 보이는데, 1821년 콜레라가 제주도를 제외한 조선 전 지역에 창궐했다는 기록을 《순조실록》에서 찾아볼 수 있다.* 첫 번째 콜레라 팬데믹 시기에 이미 우리나라까지 전파되었던 것이다. 콜레라가 우리나라에 처음 들어왔을 때는 괴질怪疾이라고 불렸다. 도무지 정체를 알 수 없다는 뜻이었다. 민간에서는 '쥐통'이라 불렸다. 이 질병은 발뒤꿈치 근육의 경련을 수반하는 증상을 보였는데, 사람들이 쥐에게 물려서 이런 병이 생긴다고 생각해서 쥐통이라 불렀다는 설도 있고, 쥐의 귀신이 인간 몸속으로 스며들어 배 근육이 경련을 일으킨다고 생각해서 그렇게 불렀다는 설도 있다.

---

* 1821년에만 콜레라로 사망한 사람의 수가 50만 명에 달한다고 기록되어 있다.

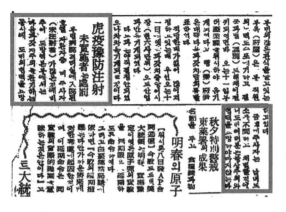

◀ 1946년 부산 일대 콜레라
  (호열자) 발생을 보도한 신
  문 기사

　장티푸스를 장질부사라고 불렀던 것처럼 콜레라도 쥐통 말고 따로
부르던 명칭이 있다. 바로 '호열자虎列刺'인데, 호랑이처럼 무섭다는 뜻도
있지만 이 질병에 대한 명칭이 일본을 거쳐 우리나라로 들어오면서 변
형된 사연이 있는 말이다. 일본에서는 1822년 콜레라가 처음으로 유행
했는데, 이후 콜레라를 음역해서 '고레라コレラ'라고 했다. 그러다 1867년
메이지 유신 이후 이를 한자로 쓰면서 '호열랄虎列剌'이 공식적으로 정착
되었다. 그리고 1879년 조선에 이 말이 들어왔다. 대한제국 시기 정부와
의학교가 발행한 '호열랄 예방주의서'를 보면 여전히 '호열자虎列刺'가 아
니라 '호열랄虎列剌'로 적혀져 있는 걸 볼 수 있다. 그러던 것이 어느 즈음
엔가 이 호열랄이 호열자로 바뀌게 되었다. 신동원의 『호환 마마 천연
두』에서 그 사정을 옮겨보면 다음과 같다.

　"조선에서는 한자 虎列剌을 조선어로 읽는 과정에서 문제가 발생했다. '剌
　(랄)'을 거의 비슷한 글자인 '剌(자)'로 읽는 일이 벌어진 것이다. 이는 전혀
　들어보지 못한 신조어였기 때문에 어떻게 읽어야 할지 알 수 없었고, '랄'

보다는 '자'가 조선인에게는 훨씬 익숙한 글자였으며…….''

이는 당시 신문의 인쇄 상태도 한몫을 한 것으로 보인다. 어쨌든 그 이후로 한반도에서 콜레라는 호열자라 불리게 되었다. 해방 이후의 신문에서도 호열자라는 명칭이 심심찮게 보이는 것으로 보아 꽤 오랫동안 사용된 셈이다.

존 스노와 감염 지도

1854년 영국은 세 번째 콜레라 팬데믹으로 많은 사람들이 고통 받고 있었다. 영국은 이미 1831년부터 콜레라가 상륙한 지역이었다. 세 번째 팬데믹 와중에도 사람들은 콜레라의 원인을 잘 몰랐다. 전파되는 양상을 보았을 때 전염성이 있다는 게 명백해 보였지만 확실한 원인이 무엇인지는 알 수 없었다. 몸속에 탄소가 과다하게 축적되어 병이 생긴다고 생각하여 침실 문을 열어놓고 자거나, 담배나 대마초를 피우고, 야채, 샐러드, 피클 등을 피하는 등의 치료법들이 제안되기도 했다. 그런데 1854년에 영국의 의사 존 스노(John Snow, 1813–1858)가 콜레라에 관한 혁신적인 견해와 해결 방안을 제시하였다.

존 스노는 클로로포름이라는 마취제를 이용해 빅토리아 여왕의 출산을 돕는 등 당시 영국 의학계에서 중요한 지위를 차지하고 있던 의사였다. 그는 세 번째 콜레라 팬데믹이 영국을 덮쳤을 때, 런던 남부의 발병 양상을 면밀하게 추적했다. 런던은 두 군데의 상수도 회사로부터 템

스강의 물을 공급받고 있었지만, 1848년의 콜레라 발생 이후에 한 회사는 다른 지역의 물을 끌어와서 공급하고 있었다. 스노가 조사한 결과 1848년과는 달리 식수원을 바꾼 회사의 물을 마신 이들의 사망률이 8~9배가량이나 낮았다. 그는 콜레라가 물과 관련이 있다는 것을 확신할 수 있었다.

그다음으로 스노가 주목한 지역은 자신이 살고 있는 곳과 그리 멀리 떨어지지 않은 런던의 웨스트엔드였다. 브로드 가에 위치한 지역에서 700명의 사망자가 나오고 있었다. 스노는 젊은 목사인 헨리 화이트헤드의 도움을 받으며 브로드 가와 인근 지역의 현관문을 일일이 두드렸다.[*] 집집마다 사망자 수가 얼마나 되는지를 물었고, 어디에서 오는 물을 마셨는지를 조사했고 그것을 지도에다 꼼꼼히 표시했다. 사망자들은 대부분 브로드 가 중심에 식수를 공급하는 펌프를 이용하고 있었다. 브로드 가에서 멀리 떨어진 집에서도 사망 사례가 나왔는데, 조사해 봤더니 평판이 좋은 그 펌프에서 물을 가져다 달라고 부탁했던 집이었다. 그리고 450명이나 수용된 구빈원은 콜레라로 인한 사망자 수가 다른 지역보다 굉장히 적었는데 그곳은 자체적으로 이용하는 우물이 있었다. 그리고 한 양조장 역시 콜레라로 죽은 이가 없었는데, 이곳의 직원들은 밖에서 퍼온 물을 마시는 대신 양조장에서 만든 맥주를 마셨던 것이다.

존 스노는 확신을 갖고 당국에 펌프의 손잡이를 제거하고 사용을

---

[*] 당시 콜레라가 발생한 런던 소호 지역 성 누가 교회의 부목사였던 헨리 화이트헤드 목사는 미아즈마(miasma)설을 신봉하고 있었고, 따라서 존 스노의 이론에 회의적이었다. 그가 존 스노와 함께 브로드 가 식수에 대해 조사한 것은 존 스노의 가설이 잘못되었다는 것을 밝히기 위해서였지만, 결국 존 스노가 옳았다는 것을 알게 되었다. 그는 죽을 때까지 책상 위에 스노의 초상화를 올려놓고 있었다고 한다.

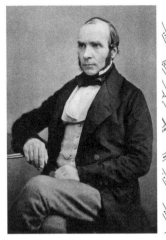 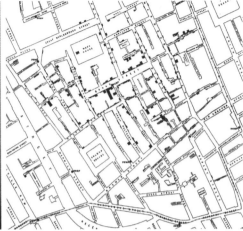

▲ 존 스노   ▲ 존 스노가 제작한 브로드 가 지도

금지시켜야 한다고 주장했다. 결국 펌프 사용이 중지되었고, 그러고 나서야 비로소 그 지역의 콜레라는 잦아들었다. 이후 존 스노의 펌프 손잡이는 뉴턴의 사과나 와트의 물 주전자와 마찬가지로 과학사에서 전설이 되었다. 존 스노는 1858년에 뇌졸중으로 죽었는데, 아직 자신의 이론이 확고히 자리잡기 전이었다. (참고로 존 스노의 이름을 딴 세균도 있다. *Snowella litoralis*라는 세균인데, 1988년에 명명되었다.)

　이후에도 아시아에서 발생한 콜레라가 유럽에까지 전파되는 팬데믹이 여러 차례 있었는데, 이 콜레라에 의해 희생된 유명인들도 많다. 독일의 철학자 헤겔, 독일 군사 이론가 카를 폰 클라우제비츠, 미국 11대 대통령 제임스 녹스 포크, 러시아 작곡가 차이코프스키 등이 콜레라의 희생자들이다.

　하수 시설과 깨끗한 식수를 제공하는 등 위생 시설이 정비되면서 선진국에서 콜레라 유행은 거의 사라졌다. 하지만 아직도 위생 시설이 제대로 갖춰지지 않거나 자연재해나 전쟁 등으로 위생 상태가 악화된 경우 콜레라는 언제든지 위협적인 존재가 될 수 있다. 1961년 엘 토르형이라고 하는 새로운 변종 콜레라가 인도네시아에서 시작되어 방글라데시, 인도, 중동, 북아프리카를 거쳐 1973년에는 이탈리아까지 전파되었다. 1990년대와 2000년대에는 아프리카에서 콜레라가 발생하여 수만 명이 목숨을 잃기도 했다. 또한 2010년에는 지진 피해를 입은 아이티에 콜레라가 발병하여 70만 명이 넘는 환자가 생기고 9,000명 이상이 사망하는 비극이 초래되기도 했다. 이처럼 아직도 콜레라는 우리 곁에서 물러나지 않고 있다.

콜레라균을 처음 발견한 사람은 누구인가?

로날트 D. 게르슈테의『질병이 바꾼 세계의 역사』에서는 콜레라균과 관련하여 "1883년, 콜레라의 정체가 당대 최고 세균학자의 현미경을 통해 드디어 밝혀졌다"고 쓰고 있다. 여기서 '당대 최고 세균학자'는 다름 아닌 로베르트 코흐다. 그 밖에도 아노 카렌의『전염병의 문화사』나 윌리엄 맥닐의『전염병의 세계사』등 많은 책에서 콜레라균의 발견자는 코흐로 기술되어 있다. 이미 코흐는 1876년 탄저균 *Bacillus anthracis* 의 정체를 밝혀내고 1882년에는 결핵균 *Mycobacterium tuberculosis* 을 발견해서 그 명성이 하늘을 찌르던 과학자였다. 코흐는 이집트에서 콜레라가 발병했을 때 독일과 프랑스가 모처럼 힘을 합쳐 파견한 연구팀의 책임자였다. 연구팀이 이집트에 도착했을 때는 이미 콜레라가 잠잠해진 후라 콜레라를 찾아 인도로 갔다(이집트에서 콜레라균을 찾아냈다고 기술한 책들도 꽤 있다. 아노 카렌의 『전염병의 문화사』나 윌리엄 맥닐의 『전염병의 세계사』 등과 같은 권위 있는 책들도 그렇다). 코흐는 인도 콜카타에서 콜레라로 사망한 환자의 시신을 부검하여 끝부분이 쉼표처럼 약간 구부러진 균, 즉 '콤마균comma bacteria'을 발견했다. 콜레라균의 발견이었다. 그렇게 콜레라균의 발견은 코흐의 업적 중 하나로 기술되고 있고, 그렇게만 알고 있는 사람도 많다.

하지만 어떤 기록들은 다른 사람의 이름을 언급하는데, 바로 이탈리아의 해부학자인 필리포 파치니다. 파치니의 삶은 스노의 삶과 매우 유사하다고 평가받는다. 둘 다 의사였고, 의사로서 남긴 업적도 있었고, 결정적으로 둘 다 콜레라와 연관이 있다.

파치니는 이탈리아 토스카나주의 도시인 피스토이아Pistoia에서 태어났다. 그의 부모는 자식이 신부가 되길 원했으나 결국은 의사로서의 삶을 살았다. 삼십 대 중반 이미 피렌체 대학 해부학과장이 되었고 경력 내내 그 지위를 유지했다. 특히 그의 특기는 현미경 관찰이었다.

그의 초기 업적으로 대표적인 것은 그의 이름을 딴 파치니 소체 Pacinian corpuscles 발견이다. 지각 신경의 말단 장치에서 피부 깊숙이 존재하면서 강한 압력과 빠른 진동을 감지하는 구조인데, 특히 손바닥이나 발바닥에 많이 존재한다. 맨눈으로는 보이지 않지만, 그가 익숙하게 사용했던 현미경으로 찾아내고 기술했다. 이미 1835년에 이를 발표했는데, 토스카나 대공은 파치니가 사용할 수 있도록 피렌체 대학에 더 훌륭한 현미경을 기증하기도 했다.

1854년 피렌체에 콜레라가 유행했다. 1846년부터 1863년에 이르

는 세 번째 콜레라 팬데믹의 영향이었
다. 파치니는 의사로서 콜레라에 관심
을 갖게 되었고, 콜레라로 사망한 환자
의 시신을 부검하고 자신의 특기인 현
미경으로 관찰했다. 그는 특히 장점막
을 면밀하게 조사했는데, 바로 그곳에
서 쉼표 모양의 세균을 찾아냈다. 그는
자신이 발견한 세균에 *Vibrio*라고 명명
했다. 'Vibrate', 즉 흔들린다는 뜻으로
운동성이 많은 세균이라 이런 이름을

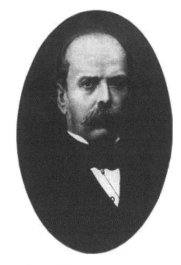

▲ 필리포 파치니

붙였다.* 1854년에 자신이 발견한 세균
에 대한 논문을 발표했다. 하지만 그의 연구는 과학자 사이에서 널리 인
정받지 못했다. 존 스노도 자신이 죽기 4년 전에 발표된 이 논문을 몰랐
던 것으로 보이고, 30년 후의 코흐 역시 이 논문에 대해서는 몰랐던 것
으로 보인다.

파치니는 이후에도 콜레라에 대한 논문을 여러 편 발표한다. 그는
세균에 의해서 장점막이 파괴되어 전해질이 대량으로 빠져나가면서 치
명적인 상태가 된다고 설명하여, 콜레라라는 질병에 대해 아주 정확하게
파악하고 있었다. 또한 환자들에게 소금물을 많이 마실 것을 권고했다.
현재의 처방과 다를 바 없는 것이었다.

---

* 　세균에 이런 명칭을 맨 처음 사용한 것은 나중에 살펴볼 17세기 네덜란드의 포목상 안톤
　판 레이우엔훅이었다. 그는 현미경을 통해서 휘어진 막대 모양의 생명체들이 매우 활발
　하게 움직이는 현상을 관찰하고는 진동한다는 의미를 붙여 'vibrion'이라고 불렀다.

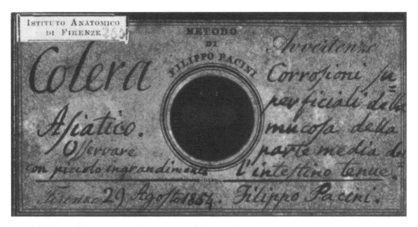
▲ 파치니가 제작하여 콜레라균을 관찰한 현미경 슬라이드

그는 파스퇴르와 코흐 이전부터 세균병인론의 굳건한 옹호자였고, 그래서 콜레라가 전염성을 갖는다고 주장했다. 하지만 당시에는 미아즈마miasma 이론을 옹호하는 이탈리아 의사들과 대립했고, 그래서 더더욱 그의 콜레라 발견은 잊혀질 수밖에 없었던 것으로 보인다.

파치니는 앞서 존 스노와 유사한 삶을 살았다고 했는데, 둘 다 평생 결혼하지 않고 지낸 것도 포함할 수 있을 것 같다. 파치니는 자신의 모든 재산을 아픈 여동생들의 치료와 함께 과학 연구에 쓰고 거의 무일푼 상태로 1883년 사망했다.

죽을 때까지 파치니가 콜레라균을 발견했다는 업적은 인정받지 못했다. 공교롭게도 그가 죽은 해에 코흐가 콜레라균을 (재)발견했고, 콜레라균 발견의 업적과 명성은 오롯이 코흐에게 향해 있었다*. 하지만

---

* 사실 코흐가 자신이 발견한 세균이 콜레라의 원인이라고 했을 때도 반발이 심했다. 대표

1965년 국제명명위원회는 콜레라균의 정확한 이명법 명칭을 "*Vibrio cholerae* Pacini 1854"로 확인하면서 파치니의 업적을 드디어 인정했다. 그리고 2003년에는 고메즈-길 등이 그의 이름을 기려 *Vibrio pacinii*라는 세균 이름을 만들었다. 위대한 업적은 이렇게 언젠가는 인정을 받는다.

적으로 막스 폰 페텐코퍼(Max von Pettenkofer) 같은 학자는 코흐에 동의할 수 없어 콜레라균이 든 물을 마시기도 했다. 그는 약간의 설사만 하고 멀쩡했지만, 함께 마신 제자들은 대부분 심하게 고생했다고 한다.

11

성 매개 질환의
원인균 발견과 논란

임균, 알베르트 나이서

임질, 세종대왕이 걸린 병?

나이세리아*Neisseria*라는 세균속이 있다. 알베르트 나이서(Albert Ludwig Sigesmund Neisser, 1855-1916)의 이름을 기려 지은 것인데, 2022년 7월 기준으로 모두 27개 종이 이 속에 속한다. 이 중 유명한 세균은 두 개 정도 들 수 있는데, 하나는 수막염균*Neisseria meningitidis*이고, 또 하나는 임균 *Neisseria gonorrhoeae*이다. 수막염균은 이름 그대로 세균성 수막염의 가장 흔한 원인균 중 하나이자 혈액으로 들어가면 균혈증을 일으키는 세균으로 임상적으로 중요한 병원균이다. 세균 발견의 황금 시기인 1884년 에토르 마르키아파바(Ettore Marchiafava, 1847-1935)와 안젤로 첼리(Angelo Celli, 1857-1914)에 의해 처음 발견되었다. 하지만 대중 파급력으로 봤을 때 수막염균은 매독과 함께 대표적인 성 매개 질환STD, sexually transmitted disease인 임질gonorrhea의 원인균인 임균에 비할 바가 못 된다.

임균은 우리 몸 곳곳에서 감염을 일으킬 수 있지만, 주로 성기와 관련이 있는 요도염과 자궁경부염을 일으킨다. 잠복기가 대체로 2일에서 7일 정도로 알려져 있지만, 경우에 따라서는 감염 바로 다음 날 증상이 나타나기도 하고, 한 달이 넘어서야 증상이 나타나기도 한다. 임질에 걸린 남성의 90%가량은 뚜렷한 증상이 나타나는 데 반해서 여성은 아무 증상이 없는 경우가 많다. 그런데 증상이 없더라도 임균을 가지고 있으면 성 상대방에게 임균을 옮길 수 있다. 또한 임질에 감염된 여성이 임신을 해서 자연 분만으로 태어난 아기의 경우에 결막염이 생기는 안타까운 경우도 생길 수 있다.

임균은 그람 염색에 의해 염색이 되지 않는 그람 음성균이면서, 세포 내에서 증식하는 특징을 갖는다. 임균을 현미경으로 보면 두 개의 둥근 세균이 서로 붙어 있는 모양의 쌍구균diplococcus이다. 대표적인 쌍구균으로 폐렴구균Streptococcus pneumoniae을 들 수 있는데, 주로 폐렴이나 중이염 등의 원인균으로 임균이 발견되는 장소와는 전혀 다르다.

임질은 히포크라테스(Hippocrates, BC 460-377)가 기술했을 만큼 오래전부터 알려진 질병이다. 임질을 나타내는 'Gonorrhea'라는 병명은 2세기경에 살았던 로마의 의사로 근대까지 커다란 영향을 끼쳤던 갈레노스Galen가 그리스어로 씨앗, 종자 또는 정액을 뜻하는 'gonos'와 흐름을 뜻하는 'rhoe'을 결합하여 만든 말이다. 그러니까 그가 정의한 임질은 남성이 감염되었을 때 볼 수 있는 정액으로 추정되는 백색의 음경 분비물을 뜻하는 것이었다.

임질을 한자로 痲疾로 쓰기도 하지만, 주로는 淋疾로 쓴다. '질疾'이야 병을 뜻하는 것이라 별로 의문 사항이 없는데, '임(淋이나 痲)'이 모두 '임질 임'으로 뜻풀이가 되어 있어 어디서 온 글자인지 확실하지 않다. 특히 '淋'은 뜻을 나타내는 水(물 수)와 음을 나타내는 林(수풀 림)이 합쳐져 있는데, 그게 임질과 어떤 관련성이 있는지 알 수 없다. 어떤 이는 수풀 림이 집단 성행위와 관련이 있지 않나 하지만 과한 해석인 것 같다. 이 '淋'자가 유린기(油淋鷄)라는 음식, 임파선(淋巴腺)이라는 인체 구조 등에도 쓰인 걸 보면 처음부터 질병 이름에 쓰이지 않았고, 원래는 질병을 뜻하는 '疒'가 들어 있는 '痳'에서 '淋'으로 변하지 않았나 짐작한다.

임질 환자로 가장 유명한 인물을 들라면 좀 민망스럽지만 세종대왕이 아닐까 싶다. 안타깝게도 세종은 많은 질병에 시달린 것으로 유명하다. 당뇨, 두통, 다리 부종, 수전증, 풍질, 이질, 그리고 임질이 있다. 모두《세종실록》에 나오는 병명들이다. 이 중에서 가장 논란이 되는 게 아무래도 임질인데, 세종 스스로 "내가 임질에 걸렸다"고 토로했다고 한다. 《세종실록》1438년 4월 28일자에는 "소갈증(당뇨)과 부종의 뿌리가 근절되지 않았는데, 이제 또 임질을 얻은 지 11일이 되었다. 바쁜 정무를 처리하면 기운이 노곤하다"고 기록되어 있다.

그런데 최근 들어서 세종이 앓은 병이 '임질'이 아니라는 주장이 나오고 있다. 1980년대에는 '요로결석'이라는 주장이 나오기도 했는데, 최근에는 '대상포진'일 가능성이 높다고 한다. 세종이 과로 탓으로 면역력이 약해져 대상포진에 걸렸다는 것인데, '기운이 노곤하다'라든가, '한 달 뒤 조금이라도 말하거나 움직이거나 감정이 바뀌면 찌르는 듯 아픈 증세가 발작한다' 등의 증상이 바로 대상포진의 증세라는 것이다. 외과 전문의 이석제는 임질의 '淋'이 '물뿌릴 림'인데, '피부에 물방울 비슷한 것들이 있는 증세'를 의미한다고 주장하고 있다. 세종대왕이 임질에 걸렸었다고 해서 위대한 업적이 어딜 가는 게 아니지만, 그래도 성병에 걸렸다고 하면 좀 망측하긴 하다. 그래서 성병이 아니라고 하니 좀 안심이 되긴(?) 한다.

알베르트 나이서, 임균을 발견하다

앞서 얘기했듯이 최소한 히포크라테스 때부터 알려진 질병이지만 그 원인은 알 수 없었던 이 질병의 원인균을 처음 발견한 사람이 바로 이 세균의 속명에 이름이 남아 있는 알베르트 나이서다.

나이서는 독일 브레슬라우 근처의 시비드니차Schweidnitz(지금은 폴란드 영토)에서 당시에 유명한 의사인 모리츠 나이서의 아들로 태어났다. 나이서는 브레슬라우의 성 마리아 막달레나 문법학교St. Maria Magdalena Grammar School를 다녔는데, 그때 같은 학급에는 후에 면역학 연구로 노벨 생리·의학상을 받고 최초의 매독 치료제인 살바르산을 개발한 파울 에를리히가 있었다. 성병의 양대 산맥인 매독과 임질에 관한 가장 혁혁한 업적을 세운 두 과학자가 한 학급에서 공부하고 있었던 것이다.

나이서는 브레슬라우에서 의과 대학을 다녔는데, 별로 뛰어나지는 않았던 것으로 보인다. 화학 시험 같은 것은 여러 차례 본 후에야 통과했지만 그래도 졸업 후 의사의 길을 걷게 되었다. 원래는 내과의사를 지망했지만, 뜻대로 되지 못했고 결국은 피부과에서 일하게 되었다. 오스카 시몬이라는 의사 밑에서 조수로 2년간 일했는데, 바로 그 2년 동안에 임질의 원인균을 발견했다.

그의 임균 발견에는 다양한 분야의 스승이 있었다. 우선 페르디난드 콘(Ferdinand Julius Cohn, 1828-1898)이다. 그는 로베르트 코흐의 연구에도 도움을 준 사람인데, 세균을 동정하는 데 필요한 코흐의 도말 검사법smear test을 나이서에게 전수했다. 줄리어스 콘하임(Julius Friedrich Cohnheim, 1839-1884)과 카를 바이게르트(Carl Weigert, 1845-1904)로부터 메틸렌 블루와 아닐린 등을 이용한 염색 기법을 배웠고, 물리학자이자 광학자인 에른스트 아베(Ernst Abbe, 1840-1905)의 기법인 콘덴서와 유침油浸, oil immersion을 결합한 최신의 자이트Zeiss 현미경을 이용할 수 있었다. 이걸 봐도 어떤 발견에는 많은 연구자들의 업적이 배경이 되고 도움이 있어야만 가능하다는 걸 알 수 있다. 물론 그걸 결합하여 자기 것으로 만드는 것이 진짜 능력이긴 하지만 말이다.

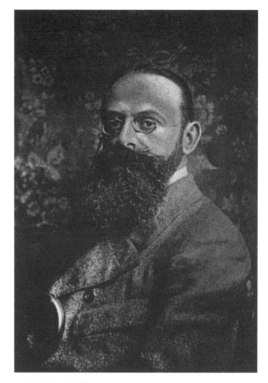

▲ 알베르트 나이서

　나이서는 화농성 요도염을 앓는 남성 환자 35명과 여성 환자 9명, 급성 안과 질환을 앓은 2명의 환자로부터 얻은 샘플을 도말하고 염색했고, 현미경으로 세균을 발견한다. 바로 임질의 원인균이었다. 그는 자신이 임질 환자로부터 발견한 세균을 단순하게 '미구균, 즉 micrococcus'라고 불렀다. 임균, 즉 gonococcus라고 부른 것은 바로 그의 어릴 적 친구 파울 에를리히였다. 나이서는 성병에 관한 병인학의 문을 연 논문을

1879년에 발표했는데, 당시 그의 나이는 겨우 24살이었다.

사실 나이서의 임균 발견에 딴지를 걸 수도 있다. 그는 자신이 발견한 세균을 배지에 배양하는 데는 성공했지만, 동물에 접종했을 때 임상 증상을 보이지 않았다. 코흐의 4 원칙을 만족하지 못했던 것이다. 하지만 몇 년 후 막스 보크하르트Max Bockhart가 남성의 요도에 세균을 접종하여 3일만에 전형적인 임질 증상이 나타나는 것을 관찰하여 논란은 사라졌다.

나이서와 한센, 그리고 연구 윤리

임균을 발견한 그해에 나이서는 노르웨이로 향한다. 노르웨이의 병리학자인 게르하르트 한센(Gerhard Armauer Hansen, 1841-1912)과 함께 일하기 위해서였다. 당시 한센은 나병leprosy을 연구하고 있었다. 지금은 한센의 이름을 따서 한센병Hansen's diseases으로 불리는 나병은 나균Mycobacterium leprae이라는 세균에 의해 발병하며, 주로 피부와 말초신경을 손상시키고 종종 눈으로 확인할 수 있을 만큼 영구적인 신체 손상을 야기해서 사람들이 꺼리는 질환이었다. 코가 문드러지고 손톱과 발톱이 빠지면서 몸에서 냄새가 날 뿐 아니라 숨을 쉴 때마다 악취가 진동하는 이 질병을 우리나라에서는 비하해 '문둥병'이라고도 불렀다. 서구에서도 오랫동안 기피의 대상이었는데 성경에도 기록되어 있고, 이 병으로 손상된 수십 구의 유골이 로마와 로마 제국 경계 너머의 헝가리와 북유럽 국가에서 발견된 것으로 보아 이 질병이 적어도 기원전부터 유럽에 존재했던 것으로 보인다.

한센은 지도교수인 다니엘센과는 달리 나병이 유전된다는 데 의심을 갖고 있었다. 여러 차례 시골로 여행하며 나병 환자에 대해 정보를 얻은 후 이 질병이 사람에게서 사람으로 전염되는 세균에 의한 질병이라는 것을 확신하게 되었다. 그래서 한센은 나병 환자의 혈액과 피부 결절에서 세균을 찾아 나서게 되었고, 결국 1873년 막대 모양의 세균을 발견한다. 그리고 이듬해 노르웨이의 저널에 발표했지만, 그의 발견은 학계에서 인정받지 못하고 오히려 비웃음을 샀다. 그렇지만 나이서만큼은 한센의 발견을 다시 조사해볼 필요가 있다 여기고 한센을 찾아간 것이었다.

나이서는 한센이 만든 인체 조직에다 코흐의 기술을 적용해 보려고 했지만 처음엔 실패했다. 그래서 한센의 조직 일부를 독일로 가져가 새로운 기법으로 염색을 시도했고, 결국 막대 모양의 세균을 발견해낸다. 그는 이 세균이 나병의 원인이 되는 새로운 균이라고 생각했고, 그의 스승인 콘과 코흐도 동의했다. 그렇게 한센의 발견은 인정받게 되었다.

그런데 이 지점에서 논란이 생겼다. 나이서가 자신이 나병의 원인균을 발견했다고 논문을 낸 것이다. 그래서 나이서가 한센의 발견을 훔치려 했다는 의심을 샀으며, 지금까지도 의심하는 이들이 있다. 하지만 한센이 노르웨이어뿐만 아니라 독일어, 영어로도 논문을 발표하여 한센의 업적으로 인정되고 있다. 나이서는 한센이 자신이 발견한 세균의 중요성에 대해서 잘 인식하지 못했으며, 자신의 발견이 더 중요하다고 주장했다. 그는 임균의 발견보다 나균에 대한 연구를 더 중요하게 여겼고, 말년까지도 자신의 나균 연구에 대해 마땅히 인정받지 못하는 점에 분개하기도 했다고 한다. 지금은 한센이야말로 나병이 감염 질환이라는 것을 주장하였고, 또 원인균을 처음 발견한 사람이라는 데는 거의 이견이 없다. 그리고 나이서 역시 나병 원인균의 공동 발견자로 인정받고 있다.

나이서는 임균과 나균의 발견에 큰 공헌을 했지만, 이후 연구 윤리의 측면에서 큰 논란을 남겼다. 1880년대 초 나이서는 또 다른 성 매개 질환인 매독에 관심을 집중한다. 그는 항혈청antisera을 이용하여 디프테리아와 파상풍을 예방하는 데 성공한 에밀 폰 베링의 방식으로 매독을 예방할 수 있기를 기대했다. 그래서 매독 환자의 혈청을 매춘부 4명에게 주입하게 되는데, 그들은 실험에 관해서 어떤 내용도 전달받지 못했고, 동의서도 받지 않았다. 결국 네 명 모두 매독에 걸렸을 때, 나이서는 이들이 항혈청 때문이 아니라 성적 접촉 때문에 발병한 것이라고 주장했다. 이 사건은 큰 논란을 불러일으켰고, 결국 1898년 프로이센의 왕립징

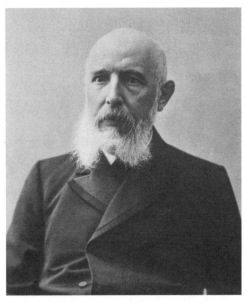

▲ 게르하르트 한센

계법원의 조사가 이루어졌다. 결국 나이서가 정보에 입각한 동의informed consent를 받지 않은 상황에서 실험을 수행한 것에 과실이 있다고 판결이 났다. 이 사건 이후로 프로이센 정부는 사람을 대상으로 하는 실험에서 정보에 입각한 동의를 받는 데 대한 지침을 발표하였다. 연구에 대한 열정으

로 벌어진 일이었고, 연구 윤리에 관한 지침이 없었던 시대였지만, 그의 연구는 분명 연구 윤리에 어긋난 것이었다.

또 하나 공교로운 점은 나병의 원인균 발견에 대해서 나이서와 논쟁이 있었던 한센 역시 연구 윤리의 측면에서 논란을 불러일으켰다는 것이다. 한센의 경우에는 1880년 동의 없이 한 여성의 눈에 나균을 접종한 혐의로 법정에 섰다. 그는 자신이 동물에 감염시킬 수 없었고, 그래서 그 균이 진짜 나병의 원인이라는 것을 증명할 수 없어서 그런 짓을 했다고 순순히 인정했다. 그는 법정에서 유죄 판결을 받고 보상금을 지불해야 했으며 병원의 의사직도 잃었다. 이후에는 나병 담당 의료관으로 일했지만, 더 이상 연구 활동은 할 수 없었다.

나병, 임질, 매독 등에 대한 연구 업적으로 나이서는 1906년부터 1916년, 그가 죽는 해까지 매년 노벨상 후보로 추천되었다. 그의 친구였던 에를리히가 추천한 것도 다섯 차례나 됐다. 하지만 화려한 연구 업적에도 불구하고 그는 결국 노벨상을 수상하지는 못했다. 우리는 그 이유를 알 수는 없다.

12

영광과
비극 사이

리스테리아균, 조셉 리스터와 이그나츠 제멜바이스

리스테리아균의 발견과 위험성

리스테리아균Listeria monocytogenes은 식중독의 일종인 리스테리아증listerosis을 일으키는 병원균이다. 리스테리아균에 오염된 음식을 먹고 식중독에 걸려 심지어 사망에 이른 사례는 종종 언론을 통해 보도되고 있다. 미국에 수출한 우리나라의 팽이버섯에서 리스테리아균이 검출되어 대량 리콜되었다는 보도도 찾아볼 수 있다.

> "미국 캔자스주의 한 병원에 입원한 환자 5명이 오염된 아이스크림을 먹고 중독돼 3명이 사망했다고 15일(현지 시간) 미국 언론이 보도했다. 아이스크림 제조사는 즉각 문제의 제품을 리콜했고, 관계 기관이 조사에 착수했다. 미국 언론에 따르면 캔자스주 위치토의 바이어 크리스티 세인트 프랜시스 병원에 입원한 환자 5명은 텍사스주 브레넘의 블루벨 유제품 제조공장의 한 라인에서 제조된 아이스크림을 섭취한 뒤 리스테리아균에 감염됐다. 리스테리아균은 발열과 근육통, 두통, 오한, 경련을 동반하며 악화하면 사망하기도 한다. 발병은 드물지만 임신부, 신생아, 고령자, 항암 치료로 면역력이 약해진 이들이 주로 걸리는 것으로 전해졌다. 지난 2013년 12월부터 올해 1월 사이 병원에 입원한 이들은 병원에서 제공하는 '스쿱

스'라는 블루벨 아이스크림의 밀크세이크를 먹고 리스테리아균에 감염된 것으로 나타났다고 미국 질병통제예방센터^{CDC}는 밝혔다." (《헤럴드경제》 2015년 3월 16일)

리스테리아균은 그람 양성균으로 조셉 리스터(Joseph Lister, 1827-1912)의 이름을 따서 지어졌다. 이 세균은 0℃ 가까이에서도 생장하는데, 이 얘기는 냉장고에서도 증식한다는 것으로 이 세균에 식품이 오염되었을 때 냉장고에 보관한다고 해도 별 소용이 없다는 뜻이다. 편모를 가지고 있어 운동성이 있는데, 텀블링하는 것처럼 운동하는 특징을 보인다. 유튜브를 보면 음악에 맞춰 춤을 추듯 움직이는 모습이 신기하다.[*]

리스테리아균을 처음 기술한 사람은 1924년 에버릿 머레이(Everitt George Dunne Murray, 1890-1964)다. 머레이가 처음 붙인 이름은 *Bacterium monocytogenes*였다. 이후 1927년에 하비 피리(Harvey Pirie, 1878-1965)가 리스터의 이름을 따서 *Listerella monocytogenes*라 명명했는데, 나중에야 이 속명*Listerella*이 점균류$^{slime\ mold}$에 이미 붙여진 이름이라는 걸 알고는(*Listerella*도 리스터를 기려 1906년에 얀$^{E.\ Jahn}$이 붙인 이름이었다) 1940년에 *Listeria monocytogenes*로 다시 명명했다.[**]

처음 머레이가 리스테리아균을 기술할 때는 죽은 토끼에서 분리된 세균을 연구했다. 1920년대에 이미 동물뿐 아니라 사람에게서도 보고되었지만, 이 세균이 치명적인 병원균이라는 것은 1949년 독일에서 신생

---

[*]   https://www.youtube.com/watch?v=fJD_ruKmSfA
[**]   1979년에 처음 개발된 구강 청결제 리스테린(listerin) 역시 리스터의 이름에서 가져온 것이다.

아들이 집단으로 세균에 감염되는 일이 벌어지면서부터이다. 처음에는 그람 양성균 중 하나인 코리네박테리움*Corynebacterium* 감염으로 알았으나 곧 원인이 리스테리아균이라는 것이 밝혀졌고, 이 세균의 위험성에 대해서 인식하게 되었다.

이 세균은 현재 식중독균으로 잘 알려져 있지만, 오랫동안 잘 알지 못했다. 그러다 1980년대 캐나다의 핼리팩스에서 리스테리아증 집단 발병이 일어났는데 감염된 음식물을 통해서 전파된다는 것이 밝혀졌고, 비슷한 시기에 미국과 스위스에서도 비슷한 집단 발병 사태가 벌어지면서 리스테리아균과 식중독 사이의 관련성에 대해서 제대로 알게 되었다.

리스테리아균은 면역력이 정상인 사람에게는 증상이 나타나지 않거나 미미한 증상만 일으킨다. 하지만 여러 다양한 이유로 면역력이 떨어진 사람들(이를테면 면역억제제를 써야만 하는 수술을 받거나, HIV 감염 환자이거나)의 경우에는 치명적일 수 있다. 그리고 주목해야 할 부분은 임신한 여성의 경우인데, 똑같이 오염된 음식물을 먹었을 때 임신한 여성은 리스테리아증에 걸릴 위험이 열두 배나 증가한다. 산모는 비교적 약한 증상을 겪고 나을 수 있지만, 리스테리아균이 혈액을 타고 태반에 정착하면서 태아까지 감염될 수 있고, 이런 경우 조산을 야기하기까지 한다.

리스터의 영광

리스테리아*Listeria*라는 세균 속명에 이름을 남긴 리스터는 감염 관리의 개척자 중 한 사람으로 꼽히며, 파스퇴르, 코흐와 함께 언급하는 경우도 많다. 그는 수술할 때 감염을 막기 위해서 석탄산(페놀)을 도입할 것을 주장했고, 이를 통해 많은 목숨을 살렸다. 그의 업적은 헝가리 출신 의사로 오스트리아 빈의 산부인과 병원에서 출산 시 산욕열을 줄이기 위해 소독 요법을 실시할 것을 주장한 제멜바이스의 업적과 비교된다. 하지만 죽을 때까지 인정받지 못하고 정신병원에서 쓸쓸히 죽어간 제멜바이스와는 달리 리스터의 생애는 명예로 가득 찼다. 아이러니한 것은 제멜바이스가 죽은 1965년 리스터의 주요 업적이 시작되었다는 점이고, 당시에 리스터는 제멜바이스에 대해서 잘 몰랐던 것으로 보인다.

오늘날에도 수술은 되도록 피하고 싶어 하지만, 19세기까지만 해도 수술은 목숨을 내놓고 받는 것이었다. 우선은 아직 신뢰할 만한 마취제가 개발되지 않은 상황이라 수술할 때의 고통이 너무나도 심했다(그래서 팔다리를 잘라내는 속도가 외과의사로서의 능력을 의미했다). 그냥 고통스러우면 그나마 낫지만 수술 후 감염으로 사망하는 경우도 흔했다. 물론 당시에는 사망 원인이 세균에 의한 감염이라는 점을 알지도 못했다. 1836년에서 1850년 사이 파리의 병원에서 절단 수술로 인한 사망률은 66%였고, 수술에 관하여 선구자로 인정받고 있던 빌로스(Theodor Billroth, 1829-1894)의 경우에도 취리히에서 사망률이 40%, 빈에서는 26%일 정도였다. 그래서 "병원에서 수술대 위에 누운 사람이 워털루의 전장에서 싸우는 영국 군인보다 죽을 확률이 높다"는 말까지 나왔다.

리스터의 아버지는 성공한 와인 상인이자 아마추어 과학자였다. 어릴 적부터 의사가 되기를 원했던 리스터는 유니버시티 칼리지 런던을 나와 외과의사가 된다. 이후 스코틀랜드의 에든버러 대학을 거쳐 1860년 글래스고 대학에 정착한다. 리스터는 수술실에 깨끗한 수건을 비치해서 손 씻기를 고취했다. 그럼에도 불구하고 1864년부터 1866년까지 35건 가운데 16건의 수술에서 환자가 사망했다. 당시에 리스터가 병원 청결에 신경을 쓴 이유는 수술 중 감염이 병실의 유독한 공기 때문이라 생각했기 때문이다. 그는 "상처에서 고름이 생기는 근본적인 원인은 상처에 남아 있는 혈액이나 혈청에 있는 무엇인가에 의한 것"이라고 썼다. 하지만 그즈음 여러 사람이 병원의 감염이 미아즈마miasma, 즉 더러운 공기 때문이 아니라는 주장을 하기 시작했다. 바로 스코틀랜드의 의사 알렉산더 고든, 미국의 수필가이자 의사이자 해부학 교수였던 올리버 웬델 홈스, 헝가리의 의사 이그나츠 제멜바이스(Ignaz Semmelweis, 1818-1865)였다.

수술을 받고 나서 수술을 받게 된 원래 이유와는 다른 이유로 죽는 환자들에 대해 괴로워하던 와중 리스터는 파스퇴르의 생물속생설에 관한 논문을 읽게 된다. 리스터는 파스퇴르의 발견이 단순히 와인에만 관련된 게 아니란 걸 직감했다.* 그는 끓인 오줌을 배지로 이용하여 파스퇴르의 것과 비슷한 '백조목' 실험을 했고, 공기의 존재가 오염의 원인은 아니란 것을 확인했다. 이제 문제는 끓여서는 제거되지 않는 수술 부위나 상처 부위의 오염 물질을 어떻게 제거하는가 하는 것이었다. 고민을 하던 중 리스터는 석탄산을 이용하여 하수도를 정화하는 데 성공했다는 소식을 접한다. 석탄산은 냄새를 없앴을 뿐만 아니라, 석탄산을 처리한 물질을 목장에 뿌렸더니 소들이 더 이상 감염되지 않았다. 더군다나 순

---

* 파스퇴르는 당시 프랑스 와인업계의 의뢰로 와인이 부패하고 맛이 없어지는 이유가 세균에 의한 오염 때문이라는 것을 밝혀냈다.

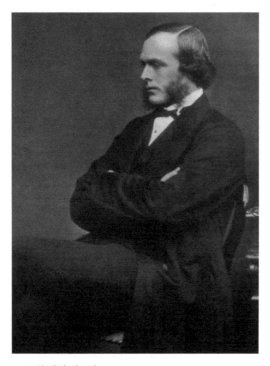
▲ 42살 때의 리스터

수한 상태의 석탄산을 얻을 수 있었고, 물에도 잘 녹았다. 리스터는 석탄산이 상처의 세균을 죽이고, 감염을 막는 데 사용할 수 있을 것으로 생각했다. 하지만 처음에는 농도나 처리 방법 등이 적절하지 않은 탓에 실패했다.

1865년 열한 살의 한 남자아이가 다리의 복합 골절로 병원으로 실려 왔다. 이 아이를 수술하는 데 석탄산으로 멸균을 시도했고 결과는 성공이었다. 이 성공에 고무된 리스터는 같은 해 열한 명이나 똑같은 방법으로 처리했고, 여덟 명에서 성공을 거두었다(둘은 상처에 감염이 생겼는데, 한 명은 크게 문제가 없었던 반면, 또 한 명은 리스터가 없는 동안 처치가 제대로 되지 않았다. 세 번째 환자는 과다 출혈로 사망했다).

리스터는 이 결과를 매우 긍정적으로 생각했다. 그는 자신의 방법을 밀고 나갔고, 그 결과 1867년에서 1869년 사이에 수행한 마흔 건의 수술에서 여섯 명만 사망했다(물론 오늘날의 기준으로는 매우 높은 수치임에

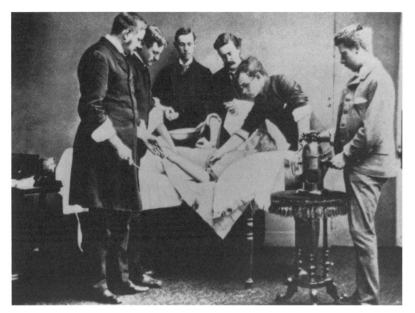
▲ 리스터가 제안한 석탄산을 뿌리며 수술하는 장면

는 말할 것도 없지만). 1867년 3월에서 7월 사이에 당시에도 저명한 의학저
널이었던 〈란셋〉지에 "파스퇴르의 세균 이론에 근거한" 자신의 연구 결
과들을 논문 시리즈 형식으로 연달아 발표한다.

　　제멜바이스와는 달리 리스터의 지위는 확고했고, 또 존경받는 의사
였지만, 초기에 리스터의 논문에 대한 거부 반응은 그다지 다를 것이 없
었다. 동료 의사들은 석탄산이 손과 눈을 검게 한다고 해서 싫어했고, 수
술 도구를 소독하는 데 시간만 잡아먹는 일이라 생각했다. 무엇보다 보
이지도 않는 보잘 것 없는 생명체가 커다란 사람을 쓰러뜨린다는 것 자
체를 터무니없다고 여겼다. 방부제로 석탄산을 쓰는 것이 별로 새로운
것이 아니라는 얘기도 나왔다. 유럽 대륙에서 이미 그 방법으로 상처 소

독을 하고 있다는 것이었다. 하지만 리스터의 방법은 단순한 상처 소독을 의미하는 것이 아니었다. 가장 중요한 점은 치료라기보다는 감염을 예방하는 것이었으며, 많은 사람들이 이를 오해하기도 했다.

하지만 결국 그는 인정받았다. 효과가 있다는 사실을 아무도 부정할 수 없었다. 그의 지위 역시 그의 방법에 대한 인정에 한몫했을 것이다. 그는 수술은 물론 추가로 두 가지 중요한 기여를 했다. 견봉합사silk suture 대신에 장선腸線, catgut을 쓴 것과 고무배농관rubber drain을 사용한 것이다. 이렇듯 수술은 물론 의학미생물학과 관련하여 업적을 쌓은 그는 각종 상을 받았고, 영광스러운 지위를 누렸으며, 안전한 수술을 가능케 한 선구자로서 존경을 받으며 세상을 떠날 수 있었다. 그가 제시했던 수술 시 감염 예방 방법은 개선을 거듭했고, 환자들은 지금은 철저한 관리가 이뤄지는 수술실에서 수술을 받을 수 있게 되었다. 물론 병원 감염은 여전히 쉽게 해결되지 않는 문제이다. 병원에서도 매우 골치 아파하고, 종종 의료 분쟁으로도 이어지기도 한다.

제멜바이스의 비극

그럼 리스터와 비교되며 '감염 관리'와 관련하여 또 다른 선구적인 주장을 한 이그나츠 제멜바이스는 어떤 사람이었을까?[*]

---

[*] 제멜바이스는 헝가리 출신인데, 헝가리에서 사람 이름은 우리처럼 성(姓)이 앞에 온다. 그래서 제멜바이스 이그나츠가 맞는 표현인데, 서양에서는 거의 그들 식대로 이그나츠 제멜바이스라고 쓴다.

제멜바이스는 처음으로 병원에서 감염을 줄이기 위한 방법으로 손 씻기를 강조한 의사로 평가받고 있다. 그는 헝가리의 수도 부다페스트에서 태어났지만 오스트리아 빈에서 의사가 되었다. 외과의사가 되고 싶었으나 자리가 없어 부득이 산부인과에 배정받았다. 그는 환자들을 진찰했고, 산부인과 수술을 보조하고, 학생들을 가르쳤으며, 기록을 관리했다.

당시 산부인과에서 아이를 낳던 산모들의 가장 큰 문제는 바로 산욕열puerperal fever이었다. 아이를 낳은 후 원인 모를 열이 나고, 사경을 헤매다 죽게 되는 경우가 있는데, 유럽에서 사망률이 25~30%에 이를 정도였다. 아직 파스퇴르와 코흐의 세균병인론이 인정받기 전이라 이에 대한 주요 원인으로 지목되었던 것은 너무 많은 환자 수용, 환기 부족, 수유授乳, 나쁜 공기 같은 것들이었다.

그런데 1840년대 오스트리아의 빈의 병원Vienna General Hospital 산부인과에서 일하던 제멜바이스는 매우 이상한 현상을 발견하였다. 병원의 산부인과는 두 개의 클리닉을 운영하고 있었다. 한 클리닉에서 산모의 사망률은 13%에서 18%에 이르는 데 반해, 다른 클리닉은 2% 정도밖에 되지 않았다. 아무도 왜 이런 차이가 나는지 이해하지 못하고 있었다. 그런데 제멜바이스는 이 두 클리닉의 차이를 알아봤다. 첫 번째 클리닉에서는 의사들과 의과 대학생들이 산모로부터 아이를 받고 있었고, 두 번째 클리닉에서는 산파가 출산을 돕고 있었다. 그는 요즘 용어로 이른바 '환자 대조군 분석'을 실시했다. 의과 대학생들과 산파들을 서로 다른 클리닉에서 일하도록 하는 실험 등을 통해서 그는 의사와 의대생 들이 분만을 맡았던 여성에서 감염 비율이 높은 이유가 분만실에 오기 전 부검실에서 시체를 처리하는 것과 관련이 있다는 결론을 내리게 된다. 산파들은 그런 일과는 전혀 관련이 없었다. 동료 의사 한 명이 시체 검시 중 우연하게 메스에 찔리는 사고 후 감염으로 사망하였는데, 그 의사의 증상이 산욕열과 동일한 것을 확인하면서 제멜바이스의 생각은 확고해졌다. 시체에 있는 어떤 물질에 노출된 것이 산모들의 산욕열을 유발하는 것이라 확신했고, 해결책을 내놓았다. 바로 손 씻기였다!

제멜바이스는 의사와 의과 대학생 들에게 손 씻기를 강제로 실시했다. 그 결과 사망률이 산파들이 운영하는 클리닉과 같은 수준인 2%로 떨어졌고, 이후 진료와 수술에 사용되는 도구들도 씻었더니 사망률은 1%로 떨어졌다. 그러나 이 대단한 성과를 그의 상사였던 클레인Johann Klein은 인정하지 않았다. 그는 사망률이 감소한 원인이 새로운 환기 시스템 덕분이라고 생각했다. 그가 그렇게 생각한 근거는 바로 당시 질병에 대한 보편적인 이론인 '나쁜공기설miasma theory'이었다.

제멜바이스의 생각과 주장은 받아들여지지 않았고, 비웃음을 샀다. 결정적으로 그는 자신이 주장한 '부패한 유기물'이 산욕열을 일으킨다는 직접적인 증거를 제시하지 못했다. 병원의 조교수도 되지 못했고, 결국은 빈을 떠나야만 했다. 고향으로 돌아가서 의사 생활을 하며 1851년 자신의 주장이 담긴 『산욕열의 병인, 개념 및 예방The Etiology, Concept, and Prophylaxis of Childbed Fever』이란 책을 썼지만 역시 반향은 없었다. 그는 잊혔고, 1865년 신경쇠약으로 공공 정신병원에서 쓸쓸히 죽었다. 간병인에게 구타당해 그 후유증으로 사망했다는 설도 있다. 그의 나이 마흔일곱이었다.

의사 출신 작가 루이페르디낭 셀린Louis-Ferdinand Celine은 1920년대 자신의 의학박사 학위 논문으로 제멜바이스의 일대기를 「필리프 이그나츠 제멜바이스의 생애와 저작」이라는 제목의 소설 형식으로 써서 제출했다.[*] 이 학위 논문이자 소설인 작품은 아마도 제멜바이스의 업적을 인정하는 데 큰 역할을 한 것으로 보인다. 이 굉장히 감상적인 작품에서(사실과 좀 어긋난 부분도 없지 않다) 셀린은 제멜바이스에 대해 다음과 같이 평가하고 있다.

"제멜바이스는 지극히 너른 마음씨를 지닌 의사이자 위대한 천재 의사였다. 그가 방부 의학의 선구자라는 데에는 의심의 여지가 없다. 그가 산욕열을 피하기 위해 마련한 방책들은 오늘날에도 여전히 유효하며, 앞으로도 늘 그러할 것이기 때문이다. 제멜바이스의 저서는 영원하다. 그러나 그것은 그의 생전에는 완전히 무시되었다."

그러나 리스테리아*Listeria*라는 세균 이름에 자신의 이름을 남긴 리스터와는 달리 제멜바이스의 이름을 딴 세균은 찾을 수가 없다. 어디서 리스터의 영광과 제멜바이스의 비극이 갈린 것일까? 몇 가지를 생각해 볼 수 있을 것 같다. 우선은 지위 자체가 달랐다. 리스터가 소독 요법을 주장할 당시 이미 스코틀랜드에서 저명한 의사였고, 신분도 높았다. 하지만 제멜바이스는 오스트리아 빈에서 의사가 되었지만 헝가리 출신이었고, 의사로서도 아직 보조 신분에 불과했다. 혁신적인 주장을 받아들이는 데 대한 저항이 다를 수밖에 없었다. 그런 주장을 펼친 국가가 다른 데도 이유가 있을 것 같다. 당시 영국은 비상하는 국가였다. 진취적인 기

---

[*] 지금도 굉장히 이례적이지만, 1920년대에도 쉽게 인정받는 상황은 아니었을 듯하다. 셀린은 소설가로 성공한 후 이 의학박사 학위 논문을 1936년에 단행본으로 발표했다.

운이 팽배해 있었고, 그래서 새로운 이론을 받아들일 에너지가 충분히 있었다. 반면 오스트리아는 과거의 영광을 뒤로 하면서 조금씩 몰락해가던 국가였다. 빈이 '아름다운 시절', 즉 '벨 에포크Belle epoque'의 중심인 시대가 아직 저물지 않았지만, 혁신적 동력은 사라져가고 있었다.

그러나 그런 상황적인 이유만은 아니었다고 본다. 주장이 근거한 이론이 있었는지 여부가 가장 중요한 것이었을 가능성이 크다. 제멜바이스가 소독 요법을 주장했을 때는 아직 파스퇴르와 코흐의 시대가 도래하기 이전이었다. 세균에 대해서 알려져 있었지만, 세균이 병을 일으킨다는 이론은 확립되지 않았고, 제멜바이스도 세균 때문에 감염이 일어나고, 세균을 죽임으로써 감염을 줄일 수 있다고 주장하지도 않았다. 그래서 그의 주장은 '근거'를 갖지 못했고, 받아들이는 데 저항이 있을 수밖에 없었을 것이다. 반면 리스터의 경우에는 파스퇴르의 연구에 근거해서 소독 요법을 주장했다. 그 연구를 전적으로 수용하지 않는 이들은 있었을지언정, 리스터의 주장은 분명한 근거에 입각한 것이었다. 지금도 그렇다. 과학이나 의학에서 어떤 주장이 옳은 것일 수 있지만 그것을 인정받기 위해서는 분명한 근거를 제시해야 한다.

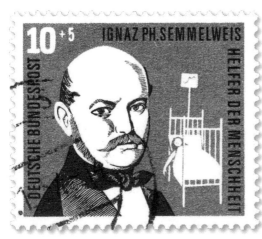

▲ 제멜바이스를 기념하여 오스트리아에서 발행한 우표

살아 있을 때의 인정과 명성은 극과 극으로 달랐지만, 오늘날 리스터는 '현대 수술의 선구자'로, 제멜바이스는 '감염 관리의 선구자'로 인정받고 있다.

13

포목상과
신부(神父)

안톤 판 레이우엔훅과 라자로 스팔란차니

포목상, 안톤 판 레이우엔훅

다른 장에서는 세균과 세균에 의한 질병에 대해서 먼저 이야기하고 그 세균과 관련된 사람에 대한 얘기를 했는데 여기서는 거의 사람 얘기가 전부일 수밖에 없을 것 같다. 물론 얘기하려는 사람의 이름이 붙은 세균은 있다. 하지만 그 세균의 존재는 희미하고, 사람의 존재는 매우 뚜렷하다.

리벤회키엘라*Leeuwenhoekiella*라는 세균이 있다. 대서양과 일본 근해의 성게에서 분리한 세균에 대해 2005년에 명명된 이름이 바로 리벤회키엘라다. 처음에는 2개의 종이 포함되었고, 이후 1개의 종이 더 기록되었지만(우리나라 연구진이 발표했다), 별로 관심을 받지 못하는 세균이다. 이 세균에서 관심을 가질 만한 요소는 세균의 이름뿐이다. 이 세균의 이름이 근거를 두고 있는 사람 이름, 바로 레이우엔훅(Antonie van Leeuwenhoek, 1632-1723)이다. 과거에는 레벤후크라 불렸지만, 지금은 주로 레이우엔훅이라 불리는 인물이다.* 그는 미생물을 최초로 관찰하고, 기록으로 남

---

* 마찬가지 이유로 과거에 호이겐스라 불리던 천문학자는 하위헌스(Christiaan Huygens), 베르메르라 불리던 화가는 페르메이르(Johannes Vermeer)라고 부른다. 레이우엔훅을 포함하여 모두 네덜란드인이고, 또 모두 같은 시대에 한 도시에서 활동한 인물들이다.

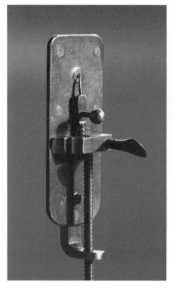 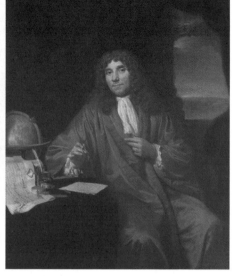

▲ 레이우엔훅이 만든 현미경(복제품)   ▲ 안톤 반 레이우엔훅

긴 네덜란드의 포목상이었다. 미생물학자들을 다룬 고전『미생물 사냥
꾼』에서 폴 드 크루이프는 맨 첫 장에서 레이우엔훅을 다루는데, 그야말
로 그는 '첫 번째 미생물 사냥꾼'이었다.

레이우엔훅은 1632년 네덜란드의 델프트^{Delft}에서 태어났다. 학교에
다니기 위해, 그리고 학교를 그만둔 후에는 포목상의 견습생으로 암스테
르담에서 지냈지만, 21살 무렵부터는 델프트를 떠난 적이 없었다. 포목
상으로 적당히 성공했고, 남는 시간에는 시의 공무원 역할도 했다. 아마
그는 1665년 출판된 영국의 로버트 훅(Robert Hooke, 1635-1703)이 쓴『마
이크로그라피아^{Micrographia}』를 읽은 것으로 보인다. 현미경으로 코르크를
관찰해서 최초로 세포^{cell}라 명명한 바로 그 책이다. 특히 훅이 그린 삽화
에 홀딱 반한 레이우엔훅은 옷감을 관찰하기 위해 이미 숙달해 있던 렌

즈를 연마하는 방법을 이용해 현미경을 제작하기 시작한다. 1671년 무렵 그렇게 수백 개의 현미경을 만들었다. 그가 만든 현미경은 지금 보통의 현미경처럼 대물렌즈와 접안렌즈, 두 개의 렌즈로 되어 있는 게 아니라 하나의 렌즈로 이루어져 있었다. 누구에게도 알려주지 않은 제조법으로 만든 현미경의 해상도는 훅의 것보다 훨씬 뛰어난 것이었다(그가 만든 현미경은 현재 하나도 남아 있지 않다. 다만 제조법을 그림으로 기록해 두었고, 후대에 그대로 복제할 수 있었다).

그는 자신이 만든 현미경을 가지고 온갖 것들을 관찰하기 시작했다. 그러다 어느 날 집 주변의 연못에서 물을 떠다 관찰했다. 그가 현미경으로 무엇을 보길 기대했는지는 알 수 없다. 그러나 그가 본 것은 누구도 본 적이 없는 것이었다. 나중에 '작은 동물들animacules'이라고 이름 붙였지만, 아무리 봐도 동물은 아니었다. 그는 이론을 만들기보다는 관찰에 집중했다. 광적으로 관찰했고, 자신이 관찰한 것을 성실하게 기록했다. 웅덩이에 고인 빗물, 집 지붕에 있는 항아리의 물, 델프트 수로의 더러운 물, 정원의 우물, 그리고 자신의 침, 정액까지 관찰할 수 있는 것들은 모두 다 관찰하려 했다. 델프트의 다른 사람들은 비웃었지만, 그렇지 않은 이도 있었다. 레이우엔훅의 친구였던 레이니어르 더 흐라프는 그에게 영국의 왕립학회에 편지를 한번 보내보라고 부추겼다.

레이우엔훅의 (영어로 번역된)편지를 읽은 고매한 영국의 왕립학회 회원들은 레이우엔훅의 주장을 믿을 수 없었다. 그렇게 작은 생물이 도처에 존재한다는 사실을 받아들이기 힘들었다. 하지만 계몽주의의 산물인 왕립학회의 인물 중에는 그래도 확인은 해봐야 하지 않겠느냐고 한 사람이 있었다. 대표적으로 당시 왕립학회의 간사를 맡고 있던 헨리 올

덴버그(Henry Oldenburg, 1618-1677)가 그랬다. 네덜란드로 사람을 보내 레이우엔훅의 발견을 확인하게 했고, 왕립학회의 전속 실험가였던 로버트 훅과 니어마이아 그루Nehemiah Grew로 하여금 현미경을 만들어 레이우엔훅이 한 일을 재현하게 했다. 훅은 레이우엔훅이 본 것이 터무니없는 것이 아니란 걸 왕립학회 회원들에게 직접 보여줬다. 결국 그의 편지는 1677년 왕립학회 저널에 정식 논문으로 발표되었다. 레이우엔훅이 인정받는 순간이었다. 이렇게 레이우엔훅은 세균을 최초로 기록한 사람이 되었다.

1680년, 왕립학회로 첫 편지를 보내 인정을 받은 지 불과 3년 후 레이우엔훅은 왕립학회의 특별회원으로 추대되었다. 1723년 아흔한 살의 나이로 죽을 때까지 무려 190통의 편지를 왕립학회로 보냈다. 그대로 논문으로 출판된 그 편지들에는 과학적 내용과 함께 일상 잡담이 뒤섞여 있었다고 한다. 그는 엄격한 과학 훈련을 받은 이가 아니었다. 유명한 의사 작가 올리버 색스의 마지막 동성연인이자 작가인 빌 헤이스는 『5리터』에서 레이우엔훅의 성공에 대해서 다음과 같이 쓰고 있다.

> "레이우엔훅이야말로 자신에게 결여되었던 모든 것(정규 교육, 전문적인 지식, 개인 재산) 덕분에 오히려 과학자로서 성공할 수 있었던 게 아닌가 싶다."

레이우엔훅에게는 세상에 대한 왕성한 호기심이 있었고, 성실함이 있었다. 그런 호기심과 성실함으로 전문적 교육의 틀을 거뜬히 뛰어넘을 수 있었다. 최초의 미생물 사냥꾼은 아마추어리즘의 승리였다.

신부神父, 라자로 스팔란차니

이미 다뤘던 클렙시엘라*Klebsiella*라는 세균 속에는 클렙시엘라 스팔란자니이*Klebsiella spallanzanii*라는 종이 있다. 2020년에 명명되었으니, 이름을 얻은 지 몇 년 되지 않은 새로운 세균이다. 이름을 봐서 알겠지만, 바로 이탈리아의 라자로 스팔란차니(Lazzaro Spallanzani, 1729-1799)의 이름을 딴 세균이다. 이 세균은 환자의 소변에서 분리된 것을 기초로 기술되었는데, 병원성 여부는 아직 확실하지 않지만 클렙시엘라 옥시토카*Klebsiella oxytoca*라는 클렙시엘라속에 속하는 세균 중 폐렴간균, 즉 *Klebsiella pneumoniae* 다음으로 인체에 병원균으로 많이 발견되는 종과 유사한 세균이다.

저자들이 자신들이 새로운 종으로 찾아낸 세균과 스팔란차니를 연결시킬 만한 특별한 고리는 없었다. 그들은 *Klebsiella spallanzanii*라는 이름을 붙이면서 그 이유를 다음과 같이 적었다.

> "라자로 스팔란차니, 이탈리아 생물학자. 신체 기능과 동물의 생식에 관한 실험 연구에 중요한 공헌자. 그는 미생물의 자연 발생 이론에 관한 첫 번째 반증을 제공하였다."

레이우엔훅은 세균을 최초로 관찰하고 보고하였지만, 그는 자신이 관찰한 세균이 병을 일으킬 수도 있다는 생각은 전혀 하지 않았다. 게다가 그 세균들이 어떻게 생기는지에 대해서도 별다른 견해를 남기지 않았다. 오래 관찰한 결과 부패가 있는 곳이면 어디에서든 그 작은 생물들이 존재한다는 사실을 알게 되었지만, 더 이상 연구를 진척시키지는 않았다.

그러나 당시 생물 내지는 생명이 어떻게 시작되는지에 대한 논쟁은 절대 사사로운 문제가 아니었다. 많은 사람들이 생명체는 내부에 생명을 부여하는 어떤 신비한 에너지를 가지고 있다고 생각했다. 이른바 생기론 vitalism이라고 하는 생각이었다. 그들은 생명은 생명의 기운이 유기물질에 스며들어서 생명 현상이 시작된다고 생각했고, 미생물도 그렇게 창조되는 것이라고 생각했다. 하지만 모두가 그렇게 생각한 것은 아니었다. 정말 그런지 확인해야만 하는 과학자들이 있었다. 그 첫 번째 과학자는 이탈리아의 프란체스코 레디(Francesco Redi, 1626-1697)였다. 피사 대학교의 교수이기도 했던 그는 토스카나 공국의 대공 페르디난트 2세가 마련해준 실험실에서 플라스크를 여럿 마련했고, 그 플라스크에 죽은 뱀, 강에서 잡은 물고기, 뱀장어, 쇠고기 조각 등을 집어넣었다. 역시 과학자답게 어떤 플라스크는 고운 면직물로 밀봉했고, 다른 플라스크는 열어 놓은 채 뒀다. 며칠 후 그는 '놀라운' 결과를 발견했다. 열어 놓은 플라스크에서는 파리 떼가 들끓었지만, 밀봉한 플라스크에서는 구더기도 생기지 않았던 것이다. 1688년 레디는『곤충의 발생에 관한 실험』이라는 책을 썼고, 거기서 구더기는 파리의 알에서 부화하는 것이며, 거즈가 파리 알이 쇠고기에 생기지 않도록 막아서 구더기가 생기지 않은 것이라 주장했다. 그러나 미생물의 존재가 알려지면서 구더기 정도로는 이른바 자연발생설에 관한 논쟁은 끝이 나지 않았다. 1745년에는 영국의 성직자이자 과학자인 존 터브빌 니덤(John Turbeville Needham, 1713-1791)이 끓인 양고기 국물에서 미생물이 생기는 것을 확인하는 실험을 통해 자연 발

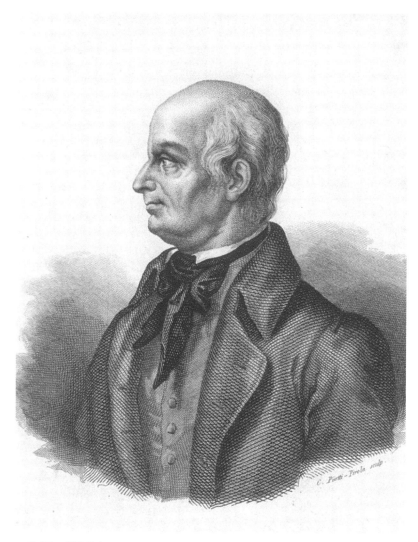

▲ 라자로 스팔란차니

생설이 옳다고 주장하기도 했다.

니덤의 실험 15년 후 이탈리아의 철학자이자 신부였으며, 정자를 냉동하는 방법을 처음으로 고안했던 라자로 스팔란차니는 니덤과 똑같은 실험을 했다. 다만 한 가지가 달랐다. 내용물을 끓이기 전에 유리병의 목 부분을 녹여서 밀폐한 다음 세워두었다. 한 가지 방법이 아니라 여러 가지 방법을 써서 밀폐를 시도했고, 밀폐한 유리병을 가열함으로써 멸균 상태로 만들었다. 스팔란차니는 멸균한 후 5, 6일 두었던 유리병 안에서 어떤 미생물도 찾을 수가 없었다. 미생물이 생긴 경우는 유리병을 외부 공기와 접촉할 수 있도록 한 경우뿐이었다.

그런데 도대체 스팔란차니는 어떤 인물이었기에 이런 실험을 하게 된 것일까?

스팔란차니는 그야말로 다재다능한 사람이었다. 1729년 이탈리아 북부의 작은 마을에서 태어난 그는 볼로냐 대학에 입학해서 법학을 전공했다. 하지만 그는 과학과 수학을 매우 좋아했고, 결국은 철학으로 방향을 돌렸다. 당시 철학은 형이상학과 신학을 모두 포괄하는 것이라, 그는 로마 가톨릭교회의 사제 서품을 받을 수가 있었다. 이렇게 곁들여서 받은 사제 서품은 그에게 경제적인 도움뿐만 아니라, 나중에 그의 연구에 대한 교회의 공격으로부터 자신을 보호하는 역할까지 하게 된다.

대학 졸업 후 1754년 레지오 대학의 그리스어, 프랑스어, 논리학, 형이상학 교수로 임명되었다가 1763년에는 모데나 대학의 물리학 및 수학 교수가 된다. 1760년 당시 호메로스에 대한 권위자였던 살비니가 호메로스의 『일리아스』를 새로 번역한 것에 대해 비평을 하기도 했는데, 그 이후로는 문학 쪽으로는 기웃거리지 않았고, 교수로서 강의하고 남는 시간은 모두 과학 연구에 쏟아부었다. 1760년부터 그는 생명의 물질에 대한 연구를 시작했는데, 5년 후 그 연구 결과를 발표한다. 그게 바로 자연 발생설과 생기론에 대한 결정적 반론인 「니덤과 뷔퐁의 발생 시스템에 대한 현미경 관찰 논문」이었다. 이 논문 발표 이후 명성이 높아졌고, 이탈리아는 물론 다른 국가의 대학으로부터 교수 제의가 왔지만 그는 가족들이 가까이 있는 모데나 대학을 떠나지 않다가 1776년에야 파비아 대학으로 옮겨 죽을 때까지 그곳에서 지냈다. 그는 여행을 무척 즐겼으며 유럽 곳곳을 여행하면서 많은 과학자들을 만나 토의했고, 여러 국가의 아카데미들로부터 명예직을 받았다. 1799년 방광암으로 죽었는데, 그의 방광은 파비아에 있는 박물관에 전시되었고 지금까지도 남아 있다고 한다.

스팔란차니는 자연 발생설을 부정하는 실험으로 가장 많이 알려져 있지만 다른 업적도 인상 깊다. 그는 동물의 소화 과정을 설명한 첫 과학자였다. 즉, 소화가 단순히 음식의 분쇄와 같은 기계적인 작용만이 아니라 위에서 일어나는 화학적 작용이라는 것을 밝혔다. 또한 그는 동물의 생식에 대해서도 정자와 난자가 모두 필요하다는 것을 밝혔는데, 처음에는 개구리를 대상으로, 다음에는 개를 대상으로 실험하였다. 이는 생식에서 수컷, 즉 정자의 역할에 대해 밝힌 중요한 연구로 평가받는다.

그는 수백 마리의 도마뱀 꼬리를 자르는 실험을 통해 이들이 신체 일부가 잘리더라도 다시 회복하는 신체 재생에 관한 결과를 논문을 발표했는데, 다양한 동물들에 대해서 실험을 반복하여 다음과 같은 결론을 제시했다.

- 하등한 동물이 고등한 동물보다 재생 능력이 뛰어나다.
- 동일한 종에서 어린 개체가 성숙한 개체보다 재생 능력이 크다.

• 복잡한 동물의 경우 재생 가능성은 내부 기관보다 체표면에 가까운 부분일수록 크다.

신체 재생과 관련하여 스팔란차니는 장기 이식 실험도 함께 수행했는데, 이와 관련한 기술이 놀라웠다고 한다. 그는 생물의 한 가지 기능을 이해하는 데 있어 다양한 사례를 연구함으로써 비교 가능한 결과를 얻고, 일반적인 결론에 도달할 수 있다는 것을 이해하고 있었다. 그런 점에서 그는 비교 생물학의 선구자라고 할 수 있다.

스팔란차니는 또한 박쥐의 반향정위echolocation에 관한 실험으로도 유명하다. 실험을 통해서 그는 박쥐가 어두운 곳에서 먹이 등을 인식하고 장애물을 피해 비행하는 데 눈을 사용하지 않고, 다른 감각을 사용한다는 결론을 내렸다. 그 밖에도 화석에 대한 연구, 혈액 순환과 호흡에 대한 연구 등 다양한 분야에서 업적을 남겼다.

다시 자연 발생설과 관련한 실험으로 돌아오면, 스팔란차니는 자신의 실험이 자연 발생설을 완전히 부정하는 것이라 주장했지만 니덤은 물러서지 않았다. 생기론자들은 스팔란차니 실험에서 배양액을 끓일 때 배양액에 있던 생명력이 다 죽어버렸기 때문에 생물이 생기지 않는다고 주장했다. 논쟁은 계속됐고, 결국 다음 세기로 넘어가 더욱 정교한 실험을 기다릴 수밖에 없었다. 바로 그 유명한 백조목 실험, 파스퇴르의 실험이다. 스팔란차니의 이름을 딴 세균 *Klebsiella spallanzanii*가 발표된 논문에는 또 하나의 세균이 함께 발표되었는데, 센스 있게도 그 세균의 이름은 바로 *Klebsiella pasteurii*이다. 딱 봐도 알 수 있는 인물, 스팔란차니보다 더 유명한 세균학자 파스퇴르의 이름을 기린 세균이다. 자연 발생설을 기각하는 결정적 실험을 한 두 과학자의 이름을 딴 세균들이 한 논문에서 명명된 것이다. 이제 다음 장에서 이어서 파스퇴르에 대해 이야기할 차례가 되었다.

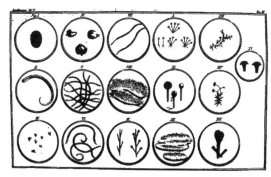

▲ 스팔란차니가 현미경으로 관찰한 미생물 그림(1765)

14

과학의 영웅,
신화의 주인공이 되다

파스퇴렐라, 루이 파스퇴르

파스퇴르의 이름을 가진 세균들

루이 파스퇴르(Louis Pasteur, 1822-1895)에 대해서 쓰는 것은 좀 조심스럽다. 너무 유명한 사람이기 때문이다. 이미 다 알고 있는 것을 쓰는 것은 아닌가 싶은 생각과 함께 뭔가를 빠뜨리는 건 아닌가 하는 생각이 번갈아 든다. 하지만 코흐와 함께 미생물학의 기초를 세우는 데 혁혁한 공을 세운 이 위대한 과학자를 건너뛰는 것은 말이 되지 않는다. 파스퇴르와 코흐가 정립한 세균병인론은 천문학에서 코페르니쿠스의 지동설, 물리학에서 뉴턴의 중력 이론, 생물학에서 찰스 다윈의 자연선택설과 비교되는 중요한 의학의 혁명이었다고까지 평가받는다.

스팔란차니에 대한 얘기를 하면서 잠깐 언급한 *Klebsiella pasteurii*도 있지만, 파스퇴르의 이름이 들어가 있는 세균은 꽤 많다. 그런데 의외로 그렇게 유명한 세균은 많지가 않다. 일단 속명으로는 '파스퇴렐라 *Pasteurella*'와 '파스퇴리아*Pasteuria*'가 있다. 둘 중에는 그나마 파스퇴렐라가 비교할 수 없이 훨씬 많이 알려져 있고, 많이 보고되고 연구되었다. 일단 이 속 이름도 다른 세균 속들의 이름을 처음 쓴 것으로 얘기했던 트라비잔^{Vittore Travisan}이 1887년에 쓴 논문에 등장한다. 그러니까 아직 파스퇴르가 활동하고 있을 때 붙여진 이름이고, 세균학의 역사에서도 굉장히 초기에 인식되었던 세균인 셈이다. 이 세균의 존재 자체에 대한 인식은 더 오래되었다. 1832년에 레만K.P. Lehmann 등이 "*Bacterium*"이라는 속에 포함시켜 보고했던 적이 있고, 1872년에는 *Micrococcus*라는 속에 넣어 기술했었다. 그러다 트라비잔이 파스퇴렐라라는 이름으로 새로운 속을 만든 것이었다.

파스퇴리아라는 속 이름도 오래되었다. 1888년에 우리나라에서도 그 이름이 친숙한 면역학자인 메치니코프(Élie Metchnikoff, 1845-1916)가 붙인 이름이다. 메치니코프는 러시아 출신이지만 프랑스의 파스퇴르연구소에서 연구 생활을 오래한 파스퇴르의 제자였다. 그는 스승인 파스퇴르의 이름을 세균에 남겨 그를 더욱 기리고자 했던 것으로 보이나, 그의 이 세균은 파스퇴렐라보다는 훨씬 덜 알려진 세균이 되었다.*

그래도 좀 더 알려지고, 좀 더 알 필요가 있는 파스퇴렐라로 돌아가 보자. 이 세균이 처음 중요성을 드러낸 것은 닭콜레라의 병원체라는 것이 밝혀지면서부터다. 바로 '*Pasteurella multocida*'라는 세균인데, 그것을 밝혀낸 사람이 바로 파스퇴르다. 그러니까 파스퇴르가 이 세균의 이름을 차지한 것은 전혀 상관없는 유명한 사람의 이름을 가져다 붙인 게 아니라는 얘기다. 파스퇴렐라라는 속에 속하는 많은 종들이 이른바 인수 공통 감염병zoonosis을 일으키는 세균이다. 개나 고양이에서 폐렴을 일으키기도 하고, 말과 소와 같은 가축에 감염을 일으키기도 하며, 토끼에서 치명률이 높기도 하다. 사람이 이들 동물에 물렸을 때 감염되는 경우가 많다.

---

*   참고로 PubMed라는 논문 데이터베이스를 보면, 2021년 한 해 동안 전 세계에서 파스퇴렐라(*Pasteurella*)를 포함한 논문은 166편, 파스퇴리아(*Pasteuria*)를 포함한 논문은 8편이 발표되었다. 사실 166편도 많은 건 아니다.

그래도 사람한테 가장 많은 감염을 일으키는 세균은 처음 알려진 *P. multocida*다. 감염된 동물과 직접적인 접촉이나 깨물기 등으로 인한 국소적인 감염, 호흡기 감염, 뇌막염이나 패혈증 등의 전신 감염을 일으킨다고 알려져 있으나 주로 피부에 대한 연조직 감염을 일으킨다. 상처를 통해서 이 세균에 감염되면 상처 부위가 부풀어 오르고, 봉와직염으로 발달하거나 혈변을 보이기도 한다. 관절 부위로 진행되면, 관절 부위에 부기가 생기고, 관절염 나아가 농양으로 발전할 수도 있다.

파스퇴르의 이름이 종명에 들어간 세균은 이보다 좀 더 많다. 앞에서 얘기한 *Klebsiella pasteurii* 외에도 *Bacillus*, *Acetobacter*, *Citrobacter*, *Clostridium*, *Lactosphaera*, *Ruminococcus*, *Sporosarcina*, *Trichococcus*, *Lactobacillus*, *Psychrobacter*, *Streptococcus*, *Staphylococcus* 등의 속에 포함되는 종들에 그의 이름이 붙여졌다. 이 가운데 *Bacillus pasteurii*는 1898년, *Acetobacter pasteurianus*는 1916년(원래 *Mycoderma pasteurianum*이라고 이름을 붙여진 것은 1879년), *Clostridium pasteurianum*은 1895년에 발표된 것이니 꽤 오래된 것이라고 할 수 있다. 이 이름들 가운데는 파스퇴르라는 개인의 이름을 인용한 것이 대부분이긴 하지만, *Streptococcus pasteurianus*, *Staphylococcus pasteuri* 같은 경우엔 파스퇴르연구소^{The Pasteur Institute}를 함께 인용하기도 한다.

사실 파스퇴르의 이름이 들어갈 뻔한 유명한 세균이 있긴 하다. 지금은 *Streptococcus pneumoniae*라는 학명으로 정립되어 있는 폐렴구균이 바로 그것이다. 그 얘기는 다음 장에서 하기로 하고, 파스퇴르에 대해서 먼저 알아보기로 하자.

파스퇴르, 화학자에서 생물학자로

일반인들이 생각했을 때 파스퇴르 하면 가장 먼저 떠오르는 것은 무엇일까? 아마도 생물속생설biogenesis이 아닐까 싶다. 고등학교 교과서에서도 파스퇴르의 업적으로 다루는 것은 바로 백조목 플라스크 실험을 통한 자연 발생설 반증, 즉 생물속생설이다. 그런데 생물속생설을 파스퇴르의 가장 중요한 업적이라고 딱 못박기에는 굉장히 허전하다. 그의 백조목 플라스크 실험은 과학적으로 굉장히 잘 디자인된 실험이며, 인상 깊은 결과가 나왔고, 생명 현상에 대한 본질적인 측면을 다루고 있어 철학적으로도 의미가 있다. 하지만 그것만으로 과학자로서 수많은 업적을 남긴 파스퇴르를 설명하는 데는 부족하기 이를 데 없다.

파스퇴르의 업적을 간단하게 제목만 간추리면 다음과 같다.

- 주석산의 성실을 해명하고, 생물과 무생물이 편광의 방향 차이가 있음을 밝힘(1849년)
- 포도주와 맥주의 부패를 연구하는 과정에서 발효가 생물 현상임을 밝힘(1857년)
- 자연 발생설을 반박하는 결정적인 실험(1861년)
- 저온살균법 개발(1862년)
- 누에병의 원인을 밝히고 치료법 제시(1865년)
- 혐기성균, 즉 공기 없이 증식하는 세균 빌견(1877년)
- 닭콜레라에 대한 예방 백신 개발(1880년)
- 탄저병의 원인 확립, 탄저병 예방 백신 개발(1881년)

• 광견병 백신 개발(1885년)

이 업적들의 숨 가쁜 목록을 보면(적지 않은 업적들을 제외했음에도) 그
가 얼마나 열정적으로 과학에 매진했는가를 알 수 있다. 그런데 이 업적
들을 하나하나 뜯어보면 모두 정말 대단한 업적이고, 만약 그가 노벨상
이 제정될 때까지 살아 있었다면 노벨상을 몇 번은 탔을 만한 일들이다
(파스퇴르는 1895년에 죽었고, 노벨상은 1901년에 제정되었다).

업적 목록의 맨 첫 줄을 봐도 알 수 있듯이 파스퇴르는 원래 화학자
였다. 어렸을 적엔 화가를 꿈꿨다. 그러다 대학 입학 무렵 과학으로 진로
를 돌렸으나, 그의 그림에 대
한 재능은 과학의 재능인 관
찰력과 집중력으로 이어졌
다. 그는 또한 완벽함에 대한
결벽증 같은 것도 있었는데,
파리 고등사범학교 입학시
험에서 첫해 16등을 하자 충
분히 입학 가능한 등수였지
만 입학을 포기하고 다시 공
부했다. 다음해 다시 시험을
봤고 5등의 성적으로 입학했
다. 평범한 사람이 지금 봐선
도무지 이해할 수 없는 행동
이지만, 그런 완벽함에 대한

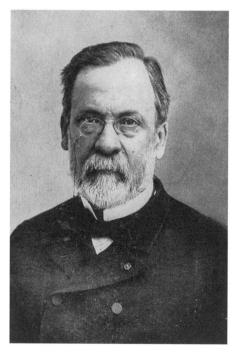

▲ 루이 파스퇴르

결벽증은 과학자로서 성공하는 데 중요한 덕목이었고, 그가 어떤 사람인지를 파악하는 데 도움을 주는 일화이기도 하다.

화학자로서 그가 관심을 가졌던 것은 결정학crystallography이었다. 주석산tartrate이 연구 대상이었다. 잘 알려져 있는 물질이었지만 아직 알아내야 할 게 많은 물질이라 생각했다. 주석산은 두 가지 형태의 염을 형성한다. 그런데 이상한 것은 이 두 가지 형태의 염이 편광에 대한 행동만 다를 뿐 나머지는 모두 동일했던 것이다. 지금은 이성질체isomer라고 불리는 것으로, 서로 거울상의 결정 모양을 보이는 것을 최초로 발견한 것이 바로 파스퇴르였다. 이 발견으로 파스퇴르는 스트라스부르 대학의 화학 교수가 된다.

그런데 화학자로 출발한 그가 생물학자가 되었다. 그가 화학자로서 발견한 바로 그 현상 때문이었다. 곰팡이를 배양하는 데 곰팡이가 특정한 방향의 주석산염만 이용한다는 사실을 발견한 것이다. 처음에 파스퇴르는 이런 발견이 두 가지 이성질체를 분리하는 편리한 방법으로 이용할 수 있을 거라 생각했다. 그러다 생명의 본질에 대해 깨닫게 되었다. "분자의 비대칭성은 죽은 것과 살아 있는 것을 명백하게 구별 짓는 특징이다." 이제 그는 생물학자가 되었다.

비대칭 분자가 생명 현상의 중요한 특징이라는 인식은 파스퇴르로 하여금 발효 연구로 이끌었다. 당시에 발효에 대한 일반적인 인식은 이 현상이 화학적이라는 것이었다. 즉, 효모는 생명체가 아니라 복잡한 화학 물실에 불과하고, 덩을 알코올로 전환히는 데 촉매로 작용하는 것이라고 생각하고 있었다. 파스퇴르는 현미경을 통해 효모를 자세히 관찰했고, 출아 과정을 확인했다. 그는 출아 과정이야말로 효모가 살아 있는 생명체를 의미하는 것이라 확신했다. 발효가 생명과 관련된 현상이라는 가설을 증명하기 위하여 젖산 발효를 중심으로 연구했고, 이에 관한 논문을 출판했다. 많은 과학자들은 이 논문이 발표된 1857년을 진짜 미생물학이 탄생한 해로 받아들이고 있다.

생물속생설과 저온살균법

앞에서 고등학교 교과서 등에서 자연 발생설을 폐기하고 생물속생설을 확립시킨 것을 파스퇴르의 가장 중요한 업적으로 소개한다고 했다. 실제로 파스퇴르의 백조목 실험은 실험자로서 비상한 능력을 보여준 예이다.

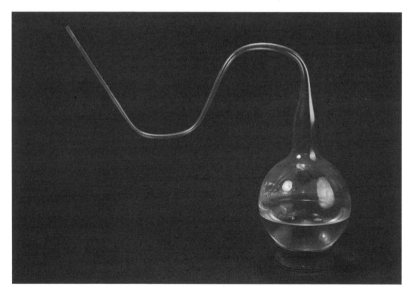

▲ 파스퇴르가 실험했던 백조목 플라스크

오랫동안 절대 굽히지 않던 상대방의 이론을 단 한 방의 실험으로 완전히 묵사발을 낸 예는 정말 드물다. 그만큼 그의 실험은 정교했고, 우아했고, 결정적이었다. 그런데 왜 파스퇴르는 그 유명한 백조목 실험을 하게 되었을까? 그리고 그 의미는 무엇일까?

애당초 파스퇴르의 백조목 실험은 효모의 발생과 관련된 것이었다. 그는 효모가 발효의 결정적인 요소라는 것을 주장하기 위하여 공기나 다른 물체와 접촉하지 않으면 효모가 첨가되기 전까지 포도즙이 발효되지 않을 거라고 주장했다. 프랑스의 과학자 클로드 베르나르(Claude Bernard, 1813-1878)는 효모가 자연 발생한다고 했는데, 파스퇴르는 이 주장을 반박하고자 했다. 바로 이 과정에서 여러 가지 실험을 고안했고, 그 가운데 백조목 실험이 탄생했다.

그런데 파스퇴르는 이 실험이 생명의 기원 문제를 다루고 있지 않다는 것을 반복해서 강조했다. 그는 종교적인 논쟁에 끼어들기를 거부했고, 다만 미생물이 살아 있지 않은 물질로부터 생기는 것이 아니라는 것을 밝혔을 뿐이라고 했다. 그도 그럴 것이 그는 생명체가 처음 나타나는 조건에 대해서는 아무 말도 하지 않았고, 할 수도 없었다. 그는 될 수 있는 한 철학적인 해석은 배제한 채 과학적 실험의 결과를 있는 그대로 해석하여 자연 발생설을 폐기시켰던 것이다.

파스퇴르를 대중적으로 유명하게 만든 것 중에는 저온살균법 pasteurization 이 있다. 특히 우리나라에서는 이 저온살균법으로 우유를 멸균했다고 한 업제를 두고 벌어졌던 신문지상의 광고를 통한 논쟁으로 더욱 유명해졌다. 파스퇴르는 포도주의 부패가 알코올 발효, 아세트산 발효와 동일한 과정이라는 것을 알았다. 즉 세균, 혹은 효모에 의해 맥주나

포도주, 식초, 우유가 상한다는 것이다. 높은 온도를 이용해서 세균을 죽일 수 있다는 것도 이미 알고 있었다. 그런데 문제는 부패하기 쉬운 음료수나 음식들에서 영양소와 고유의 맛과 향기를 보존하면서 세균을 죽일 수 있는 방법을 개발하는 것이었다. 그래서 연구 끝에 알아낸 방법이 55℃ 내외의 온도로 가열하고, 냉각하고, 다시 가열하는 방법이었다(그래서 '저온'이라는 말은 100℃와 같은 높은 온도와 비교했을 때 '저온'이지 실제 저온은 아니다). 파스퇴르는 순수한 과학적 탐구만 추구한 것도 아니었고, 그렇다고 사람들에게 이용될 수 있는 과학만 탐구한 것이 아니었다(만약 그랬다면 백조목 실험 같은 것은 나오지 않았을 것이다). 그는 순수 과학이니 응용 과학이니 하는 구분을 거부했다. 그는 이렇게 말했다. "서로 다른 두 종류의 과학이 있는 것이 아니라, 과학이 있고 과학의 응용이 있을 뿐이다."

마침내 감염병에 대한 연구로

파스퇴르가 질병에 대한 연구를 시작한 것은 우연한 기회를 통해서였다. 이미 여러 연구를 통해 명성을 높이고 있던 파스퇴르에게 화학자이자 파스퇴르의 스승이었던 장 바티스트 뒤마Jean-Baptiste André Dumas가 찾아와 한 연구를 맡아달라고 요청했다. 그 요청이란 19세기 중반 당시 프랑스를 휩쓸던 누에병의 원인을 알아내 달라는 것이었다. 누에 산업, 즉 비단산업은 당시 프랑스의 주요 산업 중 하나였다. 당시 파스퇴르는 병리학에 관심을 갖기 시작한 시기라 흥미를 갖고 프랑스 남부 알레스로 건너가 누에병에 대한 연구를 시작했다. 3년간의 연구 끝에 그는 누에병에는 두 가지 종류가 있음을 밝혀냈다. 한 가지는 누에 미포자충이라는 기생성 원생동물에 의한 병이었고, 또 한 가지는 영양 문제로 인한 병이었다. 원인을 밝힌 파스퇴르는 원생동물에 오염되지 않고 누에를 기르는 방법을 제시하기도 했다. 이렇게 누에의 병에서 시작한 질병에 대한 관심은 동물과 사람에서 발생하는 질병으로 발전해 갔다.

가장 먼저 큰 성과를 낸 것은 탄저병에 대한 연구였다. 탄저병은 당시 유럽에서 흔하게 퍼져 있던 가축 질병이었다. 피해도 컸기에 연구자들의 관심도 많았다. 이 탄저병이 세균*Bacillus anthracis*에 의한 질병이라는 것을 처음 증명해낸 이는 독일의 로베르트 코흐였다. 당시 학자들은 이미 탄저병에 걸린 동물에서 세균이 나온다는 것은 경험적으로 알고 있었으나 그걸 실험적으로 증명해낸 게 바로 코흐였다. 이걸 밝혀낸 코흐는 시골 의사에서 일약 스타 과학자가 되었다. 하지만 여전히 코흐의 연구는 뭔가 불확실했던 점이 있었는데, 탄저병으로 죽은 동물의 혈액에 다른 세균이 있을 가능성을 완전히 배제하지는 못했다. 파스퇴르는 과거 자연 발생설을 완전히 패배시킨 실험에서 이미 확인한 무균 실험 기법을 이용하여 코흐가 발견한 그 세균이 탄저병의 원인이라는 것을 확인하게 된다.

파스퇴르는 탄저병의 원인을 밝히는 작업에 그치지 않고, 이를 예방하는 백신 개발에 착수하고 성공한다. 이와 관련하여 파스퇴르는 극적인 장면을 연출하기도 하는데, 바로 탄저병 백신에 관한 공개 실험이었다. 파스퇴르는 이미 닭콜레라에 대한 백신을 개발한 경험을 가지고 있었고, 탄저병에 대해서도 비슷한 방식, 즉 약독화*attenuation*의 방식으로 백신을 개발할 수 있다고 자신했다. 그러나 이러한 파스퇴르의 주장에 대해 회의적인 시각을 가진 사람들이 적지 않았다. 특히 수의사 푸이 르 포르Pouilly Le Port는 자신의 농장과 가축을 기꺼이 제공할 테니 공개적인 실험을 하자고 제안했고 파스퇴르는 이를 받아들였다.

1881년 5월 5일 스물네 마리의 양에 파스퇴르의 실험실에서 제작한 탄저병 백신을 접종했다. 그리고 5월 17일 백신을 접종한 양 스물네 마리와 백신을 접종하지 않은 건강한 양 스물네 마리에 탄저병 배양액을 감염시켰다. 그리고 6월 2일, 많은 언론인과 정부 관계자, 수의사들이 르 포르의 농장에 모였다. 결과는 극적이었다. 예방 접종을 한 양들은 모두 건강했으며, 비교 실험으로 예방 접종을 받지 않은 양들은 대부분 죽어 있었다. 명백한 파스퇴르의 승리였고, 그의 명성은 더욱 높아질 수밖에 없었다.

이어 파스퇴르의 명성을 더욱 굳건히 해주고, 사람들 기억 속에 파스퇴르를 더욱 명확하게 각인시킨 것은 광견병 백신이다. 너무나도 유명한 얘기

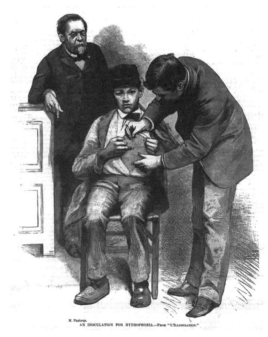

M. Pasteur.
AN INOCULATION FOR HYDROPHOBIA.—From "L'ILLUSTRATION."

▲ 광견병 백신을 접종받고 있는 조셉 마이스터

로, 1885년 7월 6일 알자스에서 미친 개에게 물린 조셉 마이스터라는 한 어린아이가 급하게 파리로 파스퇴르를 찾아왔다. 의사들은 손쓸 도리가 없다고 판단했으나 파스퇴르는 마지막 희망이라도 걸어 보기 위하여 원래 광견병 예방용으로 개발하고 있던 광견병 백신을 그 아이에게 접종했다. 광견병 백신을 여러 차례 접종받은 아이는 결국 광견병 증세가 나타나지 않고, 건강하게 알자스로 돌아갈 수 있게 되었다. 사람들은 이런 구체적인 성공에 더욱 환호하기 마련인데, 파스퇴르는 그런 기회를 아주 잘 살렸다. 조셉 마이스터는 나중에 파리의 파스퇴르연구소의 수위로 일하다 제2차 세계대전 파리가 독일군에 점령되는 날 연구소의 열쇠를 넘기는 것을 거부한 채 자살하게 된다. 이 역시 전설과 같은 얘기로 남아 있다(뒤에 이 이야기의 진실에 대해서 얘기한다).

2005년 프랑스 국영 TV는 프랑스인을 대상으로 가장 위대한 프랑스인에 대한 설문 조사를 실시했다. 그 결과 루이 파스퇴르는 2위로 꼽혔다.* 그만큼 파스퇴르는 프랑스 사람들에게 '위대한' 과학자로 인식되고 있다.

---

* 1위는 제2차 세계대전의 영웅이자 프랑스의 자존심이라 불렸던 샤를 드 골(Charles De Gaulle) 전 대통령이었다.

신화과 진실

파스퇴르는 유언장에 자신의 연구 노트를 공개하지 말라고 썼다. 80년 후에야 그의 손자 파스퇴르 발레리라도가 자신이 죽은 후에 공개할 것을 조건으로 파리의 국립 도서관에 노트를 기증했다. 그 연구 노트가 공개되면서 파스퇴르의 실험에 관해 많은 것이 알려지게 되었는데, 그 가운데 탄저병 백신과 광견병 백신에 관한 이야기도 포함된다. 이 두 백신의 성공은 파스퇴르 신화를 완성하는 이야기이며, 이 성공을 바탕으로 파스퇴르연구소가 설립되기도 했다. 그런데 파스퇴르의 연구 노트에는 많은 사람이 믿고 있던 것과는 조금 다른 진실이 있었다. 그 이야기로 위대한 과학자 파스퇴르에 대한 이야기를 마치고자 한다.

우선 탄저병 백신에 관한 공개 실험에 관한 이야기다. 당시 탄저병 백신을 개발하고 있던 것은 파스퇴르만이 아니었다. 앙리 투생Henry Toussaint이 파스퇴르의 경쟁 상대였다. 사실 투생이 파스퇴르보다 앞서 있었다고 볼 수 있다. 투생은 1880년 7월 이미 탄저균에 대해 중크롬산 칼륨을 처리하여 약독화시킨 백신을 개발하여 발표했다. 그런데 파스퇴르는 투생의 방법을 인정하지 않았다. 대신 병원균을 42~43℃의 공기에 오랫동안 노출시키는 방법으로 약독화 백신을 만들 수 있다고 했고, 그 방식으로 탄저병 백신을 개발했다고 발표했다. 그리고 르 포르의 농장에서의 대성공이 있었다.

그러나 실상은 좀 달랐다. 그는 자신의 방식으로 백신을 개발했다고 발표했으나 실제로는 투생의 화학적 방법에 의한 백신을 사용한 것이었다. 파스퇴르와 그의 제자들은 공기에 노출하는 방식으로 백신 만들기를 여러 차례 시도했으나 계속 실패했고, 결국 공개 실험일이 다가오자 하는 수 없이 투생의 방법을 이용해서 백신을 만들었던 것이다. 그러나 파스퇴르는 이 사실을 숨겼고, 백신 개발 성공의 명예를 독차지했다. 투생은 1890년 43살의 나이에 죽었다.

다음은 광견병 백신과 관련해서도 여러 논란이 있어 왔다. 파스퇴르는 처음에는 광견병 백신이 역시 약독화 백신인 것처럼 발표했지만, 실제로는 그의 제자인 에밀 루Emile Roux가 광견병에 걸린 토끼의 척수를 건조시켜 사死백신으로 만든 것이었다. 그리고 조셉 마이스터와 이어서 양치기 소년 쥬필리에 광견병 백신을 접종한 것도 사실은 의사가 아닌 파스퇴르가 할 수 있는 일이 아니었다. 아직 임상 시험에 대한 규칙이 없었던 시대였지만, 의사가 아니어도 아무나 그런 임상 시험을, 그것도 동물 실험도 제대로 거치지 않은 백신을 사람에게 바로 접종할 수 있는 것은 아니었다. 성공이 모든 것을 덮은 셈이다.

그런데 조셉 마이스터의 죽음에 관한 신화도 사실과 많이 다르게 알려졌다. 그동안 앞에서 얘기한 대로 제2차 세계대전 때 파리가 함락하는 날 파스퇴르연구소의 수위였던 조셉 마이스터가 연구소의 열쇠를 내놓기 거부하고 권총으로 자살했다는 이야기가 신화처럼 퍼져 있었다. 조셉 마이스터가 그날 자살한 것은 맞지만, 이유는 그렇지 않았다. 마이스터는 전쟁 중에 자신의 가족들이 모두 죽은 걸로 생각했고, 이를 비관하여 가스를 마시고 자살했던 것으로 보인다. 그러나 가족들은 무사히 지방으로 피신해 있었고, 마이스터가 자살한 직후 파리로 돌아왔다. 조셉 마이스터의 죽음에 관한 이야기 역시 파스퇴르를 신화화하는 데 일조했다고 볼 수 있다.

이처럼 파스퇴르와 관련해서 논란이 없는 것이 아니다. 말하자면 파스퇴르는 과학자에 관한 영웅 신화의 대상이 된 인물이며, 스스로 그것을 조장하기도 했다. 하지만 그런 신화를 걸어 놓고 평가하더라도 그는 과학의 영웅임에 분명하다.

15

시골의사에서 세균학의
황금시대를 연 영웅으로

로베르트코치아, 로베르트 코흐

코흐의 이름을 가진 세균들

파스퇴르의 경우에도 그의 명성에 비해 그의 이름을 딴 세균의 명성이 좀 아쉽지만, 코흐의 경우엔 더 하다. LPSN에서 찾은 코흐의 이름이 들어간 세균은 몇 개 없다. 속에 해당되는 것으로는 로베르트코치아*Robertkochia*, 이 속을 제외한 다른 속의 종으로는 사이토바실러스 코치 *Cytobacillus kochii*가 전부다. 솔직하게 말해서 일부러 찾아보기 전에는 들어보지도 못했던 세균 이름이다. 찾기 전에는 설마 있겠지, 싶은 생각은 있었지만, 하나도 없으면 어쩌나 하는 걱정이 들기도 했다. 지금은 거의 기억되지 않는 세균학자에 대해서도 쓰고 있는데, 정작 코흐에 대해 쓸 수 없다면 이건 낭패가 아닌가? 만약 그랬다면 어떻게든 코흐의 이름이 들어간 세균을 빨리 발표하던지 해야 할 판이었다. 내가 할 수 있다면 좋겠지만, 그렇지 않다면 아는 분들에게 빨리 전화와 이메일을 돌려서라도. 그러나 그럴 일은 없었다. 하지만 여전히 이 세균들에 대해선 쓸 얘기가 많지 않다.

다만 한 세균에 대해선 좀 더 얘기할 게 있을지 모르겠다. *Cytobacillus kochii*인데, 이 세균 자체가 아니라 이 세균의 이름을 붙이면서 덧붙인 말 때문이다. 연구자들이 이 세균을 발표한 해는 2012년이지만,

처음 분리한 해는 2010년인 모양이다. 그래서 이 세균의 이름에 코흐의 이름을 붙이면서 1910년에 죽은 코흐 사망 100주년을 기념한다고 했다. 코흐가 세상에 세균학자로서 이름을 알리기 시작한 계기가 된 세균이며, 그의 많은 업적 가운데 가장 중요한 것 중 하나인 게 탄저균인데, 이 탄저균의 학명이 *Bacillus anthracis*이다. 연구자들은 자신들이 음식물과 제약공장에서 분리한 세균이 이전에는 밝혀지지 않았던 새로운 세균이며 탄저균과 같은 *Bacillus*속에 속한다는 것을 알게 되었을 것이다. 그리고 그 해가 코흐 사망 100주년이라는 것을 연결해서 코흐의 이름을 가져다 썼던 것이다. 어쩌면 스스로 꽤 뿌듯하지 않았을까 싶다.

그런데 여기서 작은 반전이 생긴다. 원래 저자들은 자신들이 발견한 세균이 탄저균과 같은 *Bacillus*속에 속한다는 걸 확인하고 의기양양하게 *Bacillus kochii*라 이름을 붙였는데, 그로부터 몇 년 후 이 *Bacillus*속이 몇 개의 속으로 쪼개진다. *Bacillus*속 자체가 너무 많은 종을 포함하는 큰 속이었고, 또 자세히 연구해봤더니 단계통monophyly이 아니란 것도 밝혀지면서 여러 속으로 쪼개는 일이 많은데(지금도 그런 작업이 계속되고 있다), 이 과정에서 *Bacillus kochii*는 *Cytobacillus kochii*가 되어버렸다. 코흐의 이름은 남았지만, 처음 이름 붙인 연구자들은 자신의 의도가 사라져 버려 조금 허망하지 않았을까 싶기도 하다.

코흐와 탄저균, 신화의 시작

파스퇴르와 코흐는 거의 비슷한 시기에 미생물학의 탄생에 이바지했고,

'미생물학의 아버지'와 같은 대접을 받으며 거의 항상 함께 언급된다. 하지만 둘은 달라도 너무 달랐다. 한국과 일본만큼이나 사이가 좋지 않았던 프랑스와 독일 출신이었고, 연구를 애국과 거의 동일시하기도 했던 이들이라 사이가 좋을리 만무했다. 또 한 사람은 화학자 출신(파스퇴르)이었고, 또 한 사람은 의사 출신(코흐)이기도 했지만, 기질 자체도 달랐다. 파스퇴르는 과시하고 표현하기 좋아했던 반면, 코흐는 조용한 성격이었고 과장이 없었다. 그래서 연구 방법도 서로 달랐다. 폴 드 크루이프의 『미생물 사냥꾼』에서는 파스퇴르와 코흐에 대해 이렇게 쓰고 있다.

> "코흐는 마치 기하학 교과서처럼 냉정하고 논리적이었다. 그는 체계적인 실험으로 결핵균을 찾았고 다른 사람들이 의심할 만한 점을 모조리 미리 생각했다. 코흐는 성공을 위해 열심히 일했던 것만큼 자신의 실패도 항상 되씹으며 생각했다. 그에게는 비인간적인 면이 있었다. 자신의 발견을 마치 다른 사람의 것인 양 바라보았고 과도하고 비판적이었다.
>
> 그러나 파스퇴르는 머릿속에서 옳은 이론과 틀린 추측을 끝없이 만들어냈던 열정적인 탐색가였다. 마을의 불꽃놀이처럼 당황스러울 만큼 자신의 생각들을 쏘아 올렸다."

둘 중 누가 더 훌륭하다고 할 수 없듯이, 누구의 방법이 더 낫다고도 할 수 없다. 그래서 크루이프는 "미생물 사냥에서 정도는 없다"고 쓰고 있다. 코흐의 시작은 파스퇴르에 비해서도 매우 미미했다. 괴팅겐 의과 대학을 수석으로 졸업한 후 연구를 계속하고 싶었지만, 그가 자리 잡은 곳은 볼슈타인이라는 시골 마을이었다. 지금은 폴란드에 속해 있지

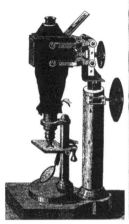
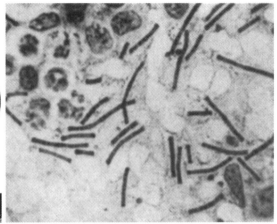

▲ 코흐가 사용한 현미경과 그가 발표한 논문에 실린 탄저균 사진

만, 당시에는 독일 프러시아의 작은 마을이었다. 시골 마을의 작은 병원
에서 동네 환자들에게 처방전을 쓰고 있던 코흐에게 인생의 전환점을
마련해 준 사람은 바로 아내였다. 코흐의 스물여덟 번째 생일 선물로 현
미경을 선물한 것이다. 매일 똑같은 일을 반복하며 무료해하는 남편에게
시간 때우기용으로 사용하라는 의도였다.

현미경을 선물 받은 코흐는 저녁마다 바빠졌다. 특별한 목적 없이
이것저것 현미경을 들여다보다 결국은 탄저병을 집중적으로 연구하게
되었다. 탄저병으로 죽은 수많은 양과 소의 혈액을 슬라이드에 떨어뜨려
관찰했고, 거기서 혈구들 사이를 떠다니는 막대 같은 존재를 발견했다.
세균이었다.

사실 탄저균을 관찰하고 세균이라는 걸 확인한 연구자들은 이미 있
었다. 프랑스의 카지미르 다벤느(Casimir Davaine, 1812-1882)와 피에르 라
예르(Pierre Rayer, 1793-1867)는 1850년경 탄저병으로 죽은 양의 혈액에

서 세균을 관찰했고, 1863년에는 이 질병이 동물 사이에 전파된다는 것을 입증하기도 했다. 특히 다벤느는 자신이 발견한 세균이 탄저병의 원인이라는 것을 굳게 믿었지만, 엄밀하게 입증하지는 못한 상태였다. 결정적으로 그는 막대 모양의 그 세균을 깨끗하게 순수분리하지 못했다. 그래서 많은 학자들은 다벤느의 주장을 받아들이지 않았다.

현미경으로 탄저병으로 죽은 동물의 혈액에서 탄저균을 확인한 코흐는 여기서 놀랄 만한 발상의 전환을 했다. 병들고 죽은 동물만 쳐다보는 게 아니라, 오히려 건강한 동물들로 관심을 돌렸다. 우선 건강한 동물의 혈액에는 자신이 관찰했던 세균이 없다는 것을 확인했다. 그러고는 '나무가시'를 이용한 독창적인 방법으로 건강한 흰쥐에 탄저병이 걸린 동물에게서 분리한 세균 배양액을 감염시켰다. 며칠 후 그는 납처럼 퍼렇게 변한 흰쥐를 발견했다. 탄저병으로 죽은 동물과 똑같은 모양으로 죽어 있었다. 여기서 코흐는 또 하나의 일을 더 한다. 죽은 흰쥐를 해부한 것이다. 탄저병에 걸린 동물과 똑같다는 것을 확인했고, 거기서 비장을 분리해 분비물을 현미경으로 관찰했다. 처음 탄저병에 걸린 동물에서 발견했던 것과 똑같은 물체가 거기에 있었다. 세균이었다.

이렇게 코흐는 자신이 발견한 세균^{탄저균, *Bacillus anthracis*}이 탄저병의 병원체라는 것을 의심할 나위 없이 증명해 냈다. 또한 탄저균의 생활사를 밝혀내 포자가 형성되고, 이 포자가 발아하면서 질병을 일으킨다는 것을 알아냈다. 1876년 코흐가 서른네 살 때였다. 세균과 특정 질병 사이의 관련성을 입증한 첫 번째 실험적 증거였고, 세균병인론이 확고해지는 순간이었다. 1876년 이 발견에 대한 논문을 발표했고, 코흐에 대한 찬사가 이어졌다.

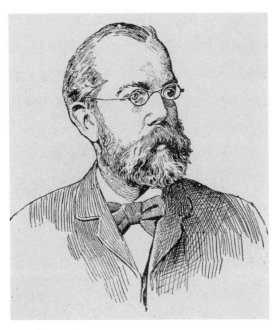
▲ 로베르트 코흐

일단 감염되면 치명률이 높던 탄저균은 항생제가 나오면서 거의 잊혀져 갔다. 그러다 2001년 9.11 테러 이후 미국 국회의사당 등에 대한 우편물을 이용한 생물 테러로 갑자기 다시 유명해졌다. 포자로 만들어서 비활성 상태로 보관하기가 편리한 탄저균은 생물 테러로 이용하기 적절한 세균이었다. 당시 탄저균 테러로 11명의 환자가 발생하고, 5명이 사망했다. 2015년에는 우리나라 미군기지에 사전 공지도 없이 탄저균을 유입하여 물의를 빚은 적도 있었고, 최근에는 지구 온난화로 시베리아의 영구 동토층과 함께 묻혀 있던 사체가 해동되면서 탄저균이 방출되었다. 그 결과 2,300여 마리의 순록이 떼죽음 당하는 일까지 생겼고, 그 일대의 유목민들까지 위협하는 상황이 되었다. 비록 항생제로 치료가 가능해졌지만, 코흐가 병원체로 입증한 탄저균의 위험성은 아직도 현재 진행형이다.

코흐는 탄저균에 이어서 더 다루기 힘들고 입증하기 어려운 질병인 결핵의 원인균, *Mycobacterium tuberculosis**을 발견함으로써 미생물학의 황금시대를 열게 되었고, 일약 독일 과학의 영웅으로 떠올랐다. 상처 속의 병원균을 연구하여 황색포도상구균Staphylococcus aureus을 확인하여 보고했으며, 지금은 파치니Filippo Pacini보다 뒤늦었던 것이 밝혀지긴 했지만 이집트를 거쳐 인도로 가서 콜레라균을 발견했다. 특히 그는 이 세균이 콜레라의 원인균이라는 것을 역학적인 측면에서 증명했다. 아이러니하게도 콜레라균이 질병을 일으킨다는 것을 증명하는 데는 자신의 엄격한 가설을 완전히 적용시키지 못했다. 콜레라균은 사람 사이에서만 전파되는 세균이라 동물을 이용하여 실험할 수는 없었기 때문이다.

비록 제자인 폰 베링보다는 늦었지만, 코흐는 파스퇴르와는 달리 20세기에도 살아 있어서 1905년 노벨 생리·의학상을 수상했다. 인정받은 업적은 "결핵에 대한 발견과 연구"였다.

코흐의 원칙

코흐는 병원균에 대한 연구 경험을 바탕으로 어떤 병원체가 특정 질병의 원인임을 입증하는 데 필요한 네 가지 원칙을 발표했다. 1882년 결핵균에 대한 논문에서였다. 이 논문 「결핵의 병인론」은 세균병인론을 확립했을 뿐 아니라 나아가 의학사에서 가장 큰 영향을 끼친 글 중 하나로 평가받는다. 코흐의 가설, 코흐의 원칙Koch's four postulates이라고 불리는 것

---

*   약자로 간단히 TB라고도 한다.

으로 다음과 같다.

1. 특정 질병을 앓고 있는 모든 환자에게서 그 병원균이 다량으로 검출되어야 하며, 건강한 개체에서는 검출되지 않아야 한다.
2. 그 병원균은 순수분리되어야 하며, 배양할 수 있어야 한다.
3. 순수분리하여 배양한 그 세균을 건강한 개체에 주입하면 그 개체는 동일한 질병에 걸려야 한다.
4. 새로 질병에 걸린 동물에서 다시 병원균을 분리할 수 있어야 하며, 그 병원균은 원래 질병에 걸린 동물에서 나온 것과 같은 것이어야 한다.

코흐는 이 원칙에 입각해 많은 질병의 원인균을 찾아냈고, 입증해냈다. 그리고 다른 이들도 이 원칙에 의거하여 논문을 발표하기를 원했다. 그는 원칙주의자였고, 또 어떤 면에서는 완고했다. 그러나 시간이 지나면서 이 원칙이 지나치게 엄격하다는 지적이 나왔다. 또한 이 네 가지 원칙을 다 만족하지 않더라도 질병의 병원체라는 것을 인정하는 사례도 나오기 시작했다.

우선, 첫 번째 원칙과 관련해서는 인간유두종바이러스와 클라미디아 뉴모니아Chlamydia pneumoniae의 예를 들 수 있다. 인간유두종바이러스는 모든 환자에게서 검출되지 않으며, 클라미디아 뉴모니아는 죽상동맥경화증atherosclerosis를 일으키는 병원체로 인정받고 있지만, 건강한 사람에게서도 발견된다. 또한 건강한 사람에게도 존재하지만 면역력이 떨어졌을 때 질병 증상이 나타나는 기회감염균과 같은 경우에는 세균의 존재 자체가 질병과 직접적인 관련이 없지만, 그 세균을 병원균이 아니라고 할 수는 없다. 사실 많은 병원균이 그런 기회감염균이다.

두 번째의 원칙에서는 모든 병원체는 순수하게 분리가 되어야 하고, 배양이 되어야 한다고 했지만, 한센병을 일으키는 나균*Mycobacterium leprae* 같은 경우는 배양이 가능하지 않고, 휘플병Whipple's disease를 일으키는 *Tropheryma whippeli*와 같은 세균 역시 배양할 수 없어 그 존재가 분자생물학적인 방법으로 증명된 바가 있다.

세 번째 원칙은 어쩌면 가장 힘든 조건이라고도 할 수 있다. 사람에게는 질병을 일으키지만 다른 동물, 일반적으로 이용하는 흰쥐와 같은 동물 모델에서는 질병을 일으키지 않는 경우가 정말 많다.

이렇듯 현대의 미생물학이나 감염의학에서 코흐의 원칙을 전적으로 받아들이는 것은 아니다. 그렇다고 코흐의 원칙이 의미 없다고 할 수는 없다. 이러한 조건을 만족하지 않는 것 중에 병원균으로 받아들여야 하는 것이 있는 것뿐이지, 이 조건을 만족하면서도 병원균이 아닌 것은 없다. 그만큼 엄격한 조건이지 잘못된 가설이라고 할 수는 없으며, 엄격하기에 더 의미 있는 기준이기도 하다. 바이러스의 존재도 모르는 시대였고, 배양되지 않는 세균에 대해서는 알려진 바가 없던 시대에 제안했던 것이므로 보다 정교하게 다듬어야 할 필요가 있는 것이다.

코흐의 원칙은 미생물학의 기초다. 이러한 엄격한 토대가 있었기에 미생물학과 병원생물학이 놀라운 속도로 발달할 수 있었다. 그래서 모든 미생물학 교과서의 맨 첫 장에서 이를 다룬다.

코흐의 실수?

파스퇴르도 그랬듯 그의 협력자이자 필생의 라이벌이었던 코흐 역시 모든 것이 완벽한 인물은 아니었다. 투베르쿨린tuberculin과 아톡실atoxyl에 관한 이야기는 분명히 윤리적으로 문제가 있었다. 결핵균을 발견한 이후, 코흐는 결핵에 대한 연구를 계속하여 1890년 결핵 백신으로 투베르쿨린을 개발했다고 발표했다. 결핵에 대한 특효약이라고 발표했지만, 사실은 효과가 없었다. 기니피그에 효과적이었다고 주장했지만, 증거를 내놓지도 못했다. 효과가 없었을 뿐만 아니라 피접종자들에게 심각한 알레르기 반응을 일으켰다. 지금은 결핵에 대한 알레르기 진단 반응으로 활용되고 있긴 하다.

더욱 큰 문제를 일으킨 것은 수면병 치료제로 추천한 아톡실이었다. 수면병은 감염된 체체파리에 물리면 옮는데, 치료하지 않으면 죽게 되는 심각한 질병이다.[*] 수면병은 19세기 말, 20세기 초 당시 독일의 식민지였던 동아프리카에 만연했는데, 이는 식민지 지배에 문제를 일으켰다. 1906년 코흐는 아프리카로 건너가 수면병 치료제로 값도 싸고 열대지방에서도 잘 변질되지 않는 아톡실을 강력히 추천했다. 초기 동물 실험 결과는 고무적이었지만, 사람에게는 별 효과가 없었다. 그런데다 아톡실에는 독성이 센 비소As가 많이 들어 있었다.[**] 결국 아톡실을 복용한 사람 중에 눈이 먼 사람도 생겼다. 하지만 코흐는 그런 부작용에 눈을 감

---

[*] 수면병의 병원체를 발견한 이야기는 브루셀라(*Brucella*)와 데이비드 브루스에 관한 장에서 다룬다.

[**] 비소는 파울 에를리히가 매독 치료제로 개발한 살바르산의 주성분이기도 하다.

았고, 오히려 투여량이 적어서 효과가 없다며 더 많은 양을 투여할 것을 주장했다. 위대한 세균학자의 권고를 물리칠 수 없었던 당국은 그대로 시행했고, 결과는 끔찍했다.

그러나 코흐의 잘못은 잊혔고, 실질적으로 미생물학이라는 학문을 만든 위대한 과학자로 존경받고 있다. 세균이 질병의 원인임을 밝힌 그의 업적은 현대 의학의 문을 열었다고 평가받고 있다. 병원이 죽음의 동굴이 아니라 질병의 원인을 밝히고, 질병을 예방하고 치료할 수 있는(그건 항생제가 나온 후에야 본격화되었지만) 은혜로운 곳이 된 것은 파스퇴르와 코흐 이후의 일이다. 어쨌든 잘못보다 업적이 크다고 인정받고 있다. 코흐는 이렇게 썼다.

"비전은 우리의 사고방식과 행동 방식을 지배한다. 우리가 자기 일에 대해 가지고 있는 비전은 우리가 하는 일과 우리가 보거나 보지 못하는 기회를 결정한다."

그의 비전은 시대를 앞당겼다.

16

파스퇴르의 이름을
가질 뻔했던 세균

폐렴구균, 조지 스턴버그와 레베카 랜스필드

파스퇴르와 스턴버그, 같은 세균을 발견하다

앞에서 파스퇴르에 대한 얘기를 하면서 파스퇴르의 이름을 가질 뻔했던 유명한 세균이 있었다고 했다. 바로 폐렴구균인데, 현재의 학명 *Streptococcus pneumoniae*에서는 파스퇴르의 흔적을 찾기가 어렵다. 그러나 이 세균은 파스퇴르와 밀접한 관련이 있으며, 또 다른 위대한 과학자, 그러나 많은 사람들이 잊고 있는 과학자와도 관련이 있다.

문헌은 폐렴구균의 발견자로 두 사람을 함께 기록하고 있다. 한 사람은 바로 루이 파스퇴르이고, 또 한 사람은 조지 스턴버그(George Miller Sternberg, 1838-1915)이다. 기록에 따르면 두 사람은 1881년 같은 해에 서로 독립적으로 폐렴구균을 발견했다. 파스퇴르야 워낙 유명하고, 폐렴구균 발견 정도는 그의 업적에서 부록처럼 기술될 수 있겠지만, 파스퇴르와는 상관없이 이 세균을 발견한 스턴버그 역시 미국 출신의 의사이자 세균학자로 많은 업적을 남겼음에도 대중적으로는 거의 잊혔다. 파스퇴르와 스턴버그가 폐렴구균을 어떻게 발견했는지 먼저 알아보자.

파스퇴르는 광견병으로 죽은 아이의 침을 토끼에게 주입했다. 토끼의 혈액에서 세균을 발견했고, 이것이 광견병의 원인일지도 모른다고 생각했다. 그는 연구 결과를 발표하면서 자신이 발견한 세균에 '*microbe septicemique du salive*'라고 이름을 붙였다. '침 속에 존재하는 패혈증 유발 세균'이란 뜻이었다. 그는 몰랐지만 사실 광견병을 일으키는 병원체는 세균이 아니라 바이러스다. 파스퇴르는 잘못 생각했지만, 어찌 되었든 폐렴구균을 발견한 것이었다.

스턴버그는 군의관이자 화석에 관심이 많은 아마추어 고생물학자였다. 그는 모기가 매개하는 전염병, 특히 말라리아에 관심을 갖고 연구하고 있었다. 아마도 1881년 황열병을 앓았던 개인적 경험 때문에 그랬던 것으로 보인다. 당시 말라리아가 들끓던 뉴올리언스에서 연구하던 중 무슨 까닭인지 모르지만 자신의 침을 토끼에 주입하는 실험을 했다. 토끼들은 폐렴 증상을 보이다가 며칠 만에 죽었다. 과학자라면 의당 그랬을 터인 실험, 대조군 실험을 했다. 즉 물, 포도주를 주입해 보기도 하고, 자신의 침이 아닌 동료의 침을 주입하기도 했다. 하지만 토끼는 멀쩡했다. 스턴버그는 죽은 토끼를 부검했고, 혈액에서 세균을 발견했다. 파스퇴르보다 몇 주 앞선 발견이었다.

스턴버그가 발견한 세균은 파스퇴르가 발견한 세균과 같은 것이었고, 파스퇴르가 조금 먼저 발표한 것을 알고 있었다(그래서 이 세균에 대한 발견자의 영예는 엄밀하게 따지면 파스퇴르에게 돌아간다. 현대 과학에서 인정받는 건 발견보다 발표가 우선이다). 그래서 자신이 발견한 세균의 학명을 파스퇴르의 이름을 붙여 *Micrococcus pasteuri*라고 지었다. 하지만 둘 다 자신들이 발견한 이 세균이 폐렴을 일으키는 병원체라고는 확신하지 못했다. 이 세균이 폐렴을 일으키는 세균이라는 것은 1886년 독일의 의사 알베르트 프렝켈(Julius Albert Fraenkel, 1864-1938)에 의해 밝혀지면서 pneumococcus라 불리다(지금도 일반명으로 이렇게 부르는 연구자들이 많다),

1920년에 *Diplococcus pneumoniae,*＊ 결국 1974년에 *Streptococcus pneumoniae*라는 학명이 공식적으로 붙여졌다. 만약 스턴버그가 붙인 이름이 그대로 인정되었다면 병원균으로서도 중요하고, 더불어 분자생물학의 태동에 혁혁한 역할을 한 세균에 파스퇴르의 이름이 남아 있었을 것이고, 파스퇴르를 상징하는 세균으로 더 많이 기억되었을지도 모른다. 그리고 그 얘기를 파스퇴르를 다룬 장에서 더 많이 했을 것이다.

폐렴구균

폐렴구균은 이름 그대로 폐렴을 일으키는 구형의 세균이다. 폐렴뿐만 아니라 수막염과 중이염 등을 일으킨다. 평상시에는 병을 일으키지 않은 채 코나 상기도에서 상주하다 면역력이 약해지면 병을 일으키는 기회감염 세균인데, 둘씩 짝지어 있을 때가 많아서 폐렴쌍구균으로 불리기도 한다. 폐렴구균은 혈액 배지에서 키우면 적혈구에 부분적인 용혈이 일어나서 녹색으로 보이는 알파-용혈성α-hemolytic 세균이다(완전한 용혈이 일어나는 것을 베타-용혈성β-hemolytic이라고 한다). 이렇게 녹색으로 보이는 세균들을 묶어 녹색 연쇄 구균viridans streptococci이라고 한다. 하지만 다른 녹색 연쇄 구균과는 달리 폐렴구균은 옵토친optochin에 대해 감수성을 보이고, 쓸개즙bile에 녹는 성질을 갖는다.

＊　주로 쌍으로 발견되었기 때문에 이런 이름이 붙여졌다. 우리말로 가끔 폐렴쌍구균이라고 하는 이유다.

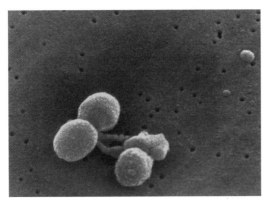
▲ 폐렴구균 전자현미경 사진

이 세균의 독성 인자는 여러 가지가 알려지긴 했으나 가장 중요한 것은 바로 협막capsule이라고 불리는 세균을 둘러싸고 있는 다당류의 막이다. 이 막 때문에 세균이 점액성, 즉 끈적끈적한 특성을 나타내게 된다. 이것 때문에 인체 내에 있는 면역 세포의 공격으로부터 벗어나게 되어 병독성을 나타내게 된다. 다른 세균 중에서도 이런 협막을 가지고 있는 경우가 있으나, 특히 폐렴구균에서 이 협막이 가장 중요한 병독성 인자로 취급된다. 그런데 가끔 이 협막이 없어, 병독성이 없는 폐렴구균 균주가 발견된다. 협막이 없으면 거친rough 표면을 가지게 되고(R형), 협막을 가지고 있는 부드러운smooth 표면을 갖는(S형) 것들과 구분이 된다. 바로 이 차이를 이용해서 오스왈드 에이버리(Oswald Avery, 1877-1955)는 DNA가 유전 물질이라는 것을 증명한 유명한 실험을 하게 된다. 말하자면 분자생물학의 태동을 알리는 역할을 바로 폐렴구균이 맡게 된 것이다.

1933년 미국의 록펠러 의학연구소에서 일하고 있던 에이버리는 자신과 같은 해에 태어난 영국의 프레더릭 그리피스(Frederick Griffith, 1877-1941)가 1928년에 폐렴구균을 이용한 형질 전환 실험에 성공했다는 소식을 들었다. 그리피스는 병독성이 없는 R형 균과 병독성이 있지

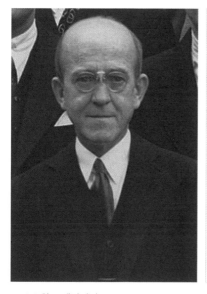

STUDIES ON THE CHEMICAL NATURE OF THE SUBSTANCE
INDUCING TRANSFORMATION OF PNEUMOCOCCAL TYPES

INDUCTION OF TRANSFORMATION BY A DESOXYRIBONUCLEIC ACID FRACTION
ISOLATED FROM PNEUMOCOCCUS TYPE III

BY OSWALD T. AVERY, M.D., COLIN M. MacLEOD, M.D., AND
MACLYN McCARTY,* M.D.

(From the Hospital of The Rockefeller Institute for Medical Research)

PLATE 1

(Received for publication, November 1, 1943)

Biologists have long attempted by chemical means to induce in higher
organisms predictable and specific changes which thereafter could be trans-
mitted in series as hereditary characters. Among microörganisms the most
striking example of inheritable and specific alterations in cell structure and
function that can be experimentally induced and are reproducible under well
defined and adequately controlled conditions is the transformation of specific
types of Pneumococcus. This phenomenon was first described by Griffith (1)
who succeeded in transforming an attenuated and non-encapsulated (R)
variant derived from one specific type into fully encapsulated and virulent (S)
cells of a heterologous specific type. A typical instance will suffice to illustrate
the techniques originally used and serve to indicate the wide variety of trans-
formations that are possible within the limits of this bacterial species.

Griffith found that mice injected subcutaneously with a small amount of a living
R culture derived from Pneumococcus Type II together with a large inoculum of
heat-killed Type III (S) cells frequently succumbed to infection, and that the heart's
blood of these animals yielded Type III pneumococci in pure culture. The fact that
the R strain was avirulent and incapable by itself of causing fatal bacteremia and the
additional fact that the heated suspension of Type III cells contained no viable or-
ganisms brought convincing evidence that the R forms growing under these condi-
tions had newly acquired the capsular structure and biological specificity of Type III
pneumococci.

The original observations of Griffith were later confirmed by Neufeld and Levin-
thal (2), and by Baurhenn (3) abroad, and by Dawson (4) in this laboratory. Subse-
quently Dawson and Sia (5) succeeded in inducing transformation in vitro. This
they accomplished by growing R cells in a fluid medium containing anti-R serum and
heat-killed encapsulated S cells. They showed that in the test tube as in the animal
body transformation can be selectively induced, depending on the type specificity
of the S cells used in the reaction system. Later, Alloway (6) was able to cause

* Work done in part as Fellow in the Medical Sciences of the National Research
Council.

137

▲ 오스왈드 에이버리   ▲ 폐렴구균에서 형질 전환에 관한 1944년 논문

만 열처리를 통해 죽은 S형 균을 섞은 후 쥐에 주입했다. 그랬더니 며칠
후 살아 있는 S형 균이 쥐에서 발견되었던 것이다. 즉 R형 균이 S형 균
으로 형질 전환transformation이 일어난 것이었다. S형 균의 어떤 물질이 R
형 균에 들어가 이 세균에 특성, 즉 협막을 만들었다고밖에 볼 수 없었
다. 에이버리가 그리피스의 연구를 들었을 때 그는 이미 폐렴구균의 면
역학적 연구를 통해 명성을 쌓은 학자였다. 그는 그리피스의 실험을 보
다 정교하게 다듬어 그 의미를 분명하게 정리하고자 했다. 약 10년간 연
구에 전념했고, 그 결과를 1944년에 발표했다. 그의 나이 예순이 넘었을
때였다.

에이버리는 무엇이 R형 균에서 S형 균으로 형질 전환이 일어나도록
했는지 알아내고자 했다. 그는 죽은 S형 균에서 특정 물질만 제거했을

때 형질 전환이 일어나지 않으면 그 물질이 형질 전환을 일으키는 물질일 것이라고 예상했다. 그 후보 물질로 다당류, 지방, 단백질, RNA, DNA를 꼽았다. 콜린 매클라우드와 매클린 매카티와 함께 후보가 되는 물질들을 S형 균으로부터 하나씩 제거하고 R형 균과 섞었다. 그 결과는 다른 것을 제거했을 때는 여전히 R형 균이 S형 균으로 형질 전환이 일어났지만, DNA를 제거했을 때는 형질 전환이 일어나지 않았다. DNA가 형질 전환을 일으키는 물질, 즉 유전 물질이었다.

에이버리는 제거하려고 하는 물질이 세균(폐렴구균)에 남아 있지 않도록 신경질적으로 주의를 기울였다. 지금 봐도 놀라울 정도의 순도를 가진 실험이었다. 반복해서 실험을 수행했기에 연구에 10년 이상이 걸렸다. 원래 유전 물질을 찾아내기 위한 목적을 가진 실험은 아니었고, 또한 논문에도 명시적으로 표현하지 않았지만, 동생에게 보낸 편지에서 그것을 분명하게 밝히고 있는 것으로 보아, 그는 자신의 결과가 무엇을 의미하는지 알고 있었다. 하지만 에이버리의 실험으로 DNA가 유전 물질이라는 것이 모든 사람에게 인정을 받은 아니었다(물론 이미 이를 받아들여 제임스 왓슨과 프랜시스 크릭을 비롯한 여러 연구 그룹이 DNA의 구조를 밝히고자 하는 연구에 돌입한 상태였지만). 이를테면 단백질을 유전 물질로 주장하는 사람들의 경우 단백질이 완전히 다 제거되지 않았을 거라고 의심했다. 그러다 1951년 앨프리드 허시Alfred Hershey와 마샤 체이스Martha Chase의 박테리오파지 실험으로 완벽히 증명되었고, 모든 사람들이 DNA가 유전 물질이라는 것을 인정하게 된다. 하지만 이들의 실험보다 에이버리의 실험이 훨씬 정교했다.

오스왈드 에이버리가 노벨상을 받은 것으로 알고 있는 사람도 있지만, 그는 노벨상을 받지 못했다. 존 배리는『그레이트 인플루엔자』에서 그 이유를 바로 그 논문(DNA가 유전 물질이라는 것을 입증한 논문) 때문이라고 추정하고 있다. 존 배리는 에이버리가 DNA가 유전 물질이라는 것을 증명해내기 전에 이미 노벨상 후보였다고 한다. 그는 이미 폐렴구균 연구 대가였으며, 폐렴구균을 대상으로 한평생에 걸친 면역 화학immunochemistry의 발전에 대한 공로로 노벨상 수상자로 유력하게 고려되고 있었다. 그 와중에 그 역사적인 논문이 나온 것이다. 그렇다면 더욱 큰 공로를 세웠으니 노벨상은 당연한 거 아니겠나, 하고 생각할지 모르지만 상황은 그렇게 흘러가지 않았다. 에이버리의 형질 전환 논문은 과학자 사회에서 곧바로 받아들여지지 않았고, 뭔가에 오염이 된 것이 아닌가 의심하는 이들도 있었다. 그런 상황에서 에이버리에게 노벨상을 수여하게 되면, 논란 중인 그 논문마저도 공식적으로 인정하게 되는 게 아닌지 노벨상 위원회는 염려할 수밖에 없었다. 존 배리는 노벨상 위원회가 그런 위험을 무릅쓰지 않고, 그의 연구 결과가 보편적으로 받아들여질 때까지 기다리는 것을 선택했다고 본다. 예순이 넘어 그 논문을 발표했던 에이버리는 1953년 왓슨과 크릭이 DNA 구조를 밝히고 난 후 2년도 지나지 않아 죽었다. 왓슨과 크릭이 노벨상을 받은 것은 1962년이었고, 노벨상은 죽은 사람에게는 수여되지 않는다.

존 배리는 에이버리에 대해 볼품없는 생김새를 가졌으며, 높은 직책을 가지지도 못했지만, 좁은 영역에서 가장 깊게 우물을 판 인물이라고 평가하고 있다. 과학자에게 노벨상 수상 여부는 무척 중요하다. 그러나 에이버리의 폐렴구균과 폐렴구균을 이용한 유전 물질에 대한 업적은 노벨상과는 상관없이 불멸의 업적임에 분명하다. 오스왈드 에이버리를 기려

2005년 *Averyella*라는 세균 학명이 지어졌으나, 새로운 세균 학명을 제시하는 요건을 제대로 갖추지 못해 아직 공식적으로 인정받고 있지는 못하고 있다.

육군 준장 조지 스턴버그

파스퇴르와 함께 폐렴구균 발견의 공로를 나누고 있는 조지 스턴버그의 대표적인 사진을 보면 군복을 입고 있다. 그리고 사진 설명은 '육군 준장 조지 스턴버그Brigadier General George Miller Sternberg'다. 그는 1860년 의과 대학을 졸업하고 바로 다음해 육군 군의관이 되었다. 개업의로서의 실패, 도덕적 의무감, 혹은 남성으로서 새로운 집단으로의 도전 등이 복합적으로 작용하여 그런 결정을 내린 것으로 보인다. 입대 두 달 만에 전투에서 부상을 당하고 포로가 되었다가 탈출하는 우여곡절을 겪었지만 이후 40년 이상 군의관으로 남았으며, 1893년부터 9년간 미국의 제18대 의무총감 Surgeon General을 지내면서 미국의 초창기 세균학을 이끌었다.

그가 가장 오랫동안 흥미롭게 연구한 대상은 황열병Yellow fever이었다. 바이러스에 의한 질병인 황열병은 19세기에서 20세기 초반까지, 특히 아메리카 대륙에서 기승을 부리며 많은 사람들의 목숨을 앗아갔다.* 황

---

* 황열병에 희생된 인물 중에는 황열병 연구를 위해 파나마로 파견되었던 월터 리드(Walter Reed, 1852-1902)와 그의 동료 제시 레이지어(Jesse William Lazear, 1866-1900)가 있다. 특히 레이지어는 실험 대상자로 자원한 끝에 숨졌고, 리드도 결국 황열병으로 죽었다. 월터 리드를 기려 세운 병원이 미국 최고의 군병원인 월터 리드 육군 병원이다.

열병은 특히 파나마 운하 건설에 투입된 인부들을 괴롭히며 운하 건설에 막대한 지장을 주었고, 군인들 역시 이 질병으로 많이 쓰러졌다. 스턴버그가 군의관으로서 이에 대해 관심을 가지고 연구한 것은 당연하다. 1873년에 발표한 그의 첫 논문도 황열병에 관한 것이었으며 1879년 아바나 황열병위원회의 책임자로 쿠바에 파견되기도 했는데, 그만큼 그는 황열병에 대한 미국 내 최고의 권위자로 인정받았다.

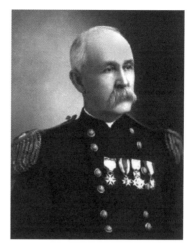

▲ 육군 준장 조지 스턴버그

스턴버그는 1880년대 초반 신생 과학 분야이면서 당시 의학을 일신시키고 있던 세균학 분야에서 경력을 쌓았다. 이미 그는 콜레라의 원인에 대한 연구를 수행한 바 있었고, 첫 논문에서부터 세균병인론을 받아들이고 있었다. 스턴버그는 군의관으로서 인디언 부족과 전투에 참여하면서 전선의 막사에서 사재를 털어가며 실험실을 지었다. 1881년 그가 폐렴구균을 발견한 곳도 바로 그 군대 주둔지에 차린 간이 연구실이었다. 하지만 그는 자신이 발견한 그 세균과 질병과의 연관성을 인식하지 못했고, 폐렴구균을 계속 연구하지도 않았다. 또한 그해에 백혈구가 세균을 먹어 치운다는 것을 발견하고도 후속 연구를 포기했다(이를 계속 연구한 메치니코프는 그 연구로 노벨상의 영예를 안았다). 대신 앞서도 밝힌 대로 황열병 연구에 몰두했는데, 안타깝게도 그의 황열병 연구는 치료 측면에서 별 성과를 내지 못했다. 그래서 그의 이름은 과학사에서 희미해져 버렸다.

"L 여사"

폐렴구균과 그것에 관련된 이들에 대해서 이야기를 했으니 좀 더 넓혀서 폐렴구균이 속한 연쇄상구균*Streptococcus*의 분류에 업적을 세운 인물에 대해서 이야기해보려 한다. 바로 레베카 랜스필드(Rebecca Craighill Lancefiled, 1895-1981)다.

레베카 랜스필드는 베타-용혈성 연쇄상구균의 분류법인 '랜스필드

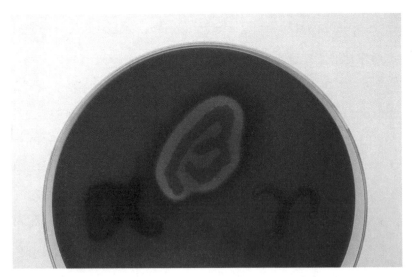

▲ 연쇄상구균의 용혈현상에 따른 구분

분류법^{Lansfield's typing}'을 개발한 것으로 유명하다. 랜스필드가 개발한 '랜스필드 분류법'은 혈청학적 분류법으로 베타-용혈성 연쇄상구균의 세포벽에 존재하는 항원을 구성하는 탄수화물에 따른 분류 방법이다. 앞서 잠깐 설명했듯이 연쇄상구균은 혈액 배지에서 키웠을 때 적혈구 용혈 여부에 따라서 알파-, 베타-, 감마-용혈성으로 나눈다. 적혈구를 완전히 용혈시키는 것을 베타-용혈성, 부분적으로 용혈하는 것을 알파-용혈성, 전

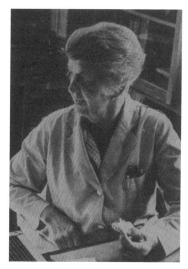

▲ 레베카 랜스필드

혀 용혈이 이루어지지 않는 것을 감마-용혈성^{γ-hemolytic}이라고 한다. 폐렴구균은 알파-용혈성에 속하고, 과거에는 연쇄상구균 속에 포함시켰으나 지금은 독립된 속으로 취급하는 장구균^{Enterococcus}은 감마-용형성이다. 베타-용형성 연쇄상구균의 대표적인 종으로는 *Streptococcus pyogenes*와 *Streptococcus agalactiae*가 있는데, 이들도 질병을 일으키는 병원균이다. 특히 *S. agalactiae*는 제멜바이스가 골머리를 썩혔던 산모의 산욕열을 일으키는 병원균이다.

　랜스필드는 미국 동부의 명문 여대 웨슬리 대학을 다니면서 불문학과 영문학을 전공하고 있었으나 동물학을 전공하는 룸메이트에게 자극을 받아 생물학으로 방향을 바꿨다. 웨슬리 대학을 졸업한 후 군인이었던 아버지의 죽음으로 바로 학업을 잇지 못하고 다섯 자매를 뒷바라지

하기 위해 고등학교에서 수학과 과학 교사로 일했다. 하지만 사망 군인의 자녀에게 주어지는 기회를 잡아 컬럼비아 대학교 대학원에 진학하게 된다.

그녀가 연쇄상구균을 연구하게 된 데는 폐렴구균 연구를 통해 DNA가 유전 물질이라는 것을 증명한 에이버리의 영향이 컸다. 석사 학위 취득 무렵 록펠러 의학연구소의 에이버리는 자신의 연구를 보조할 연구자를 구하고 있었고, 그 자리에 지원한 랜스필드를 고용했다. 이후부터 그는 여러 실험실을 거치며 연쇄상구균 등을 연구하였고, 결국은 1925년 컬럼비아 대학에서 연쇄상구균에 대한 연구를 통해 우여곡절 끝에(지도 교수가 연구자로서의 여성에 대한 편견으로 연구실을 옮기기도 했다) 박사 학위를 받게 된다.

박사 학위를 받은 이후 연쇄상구균의 혈청형을 확인하는 방법에 대한 연구를 수행하여 세균의 표면에 존재하는 당의 종류에 따라 구분하는 법을 확립했다. 또한 그런 혈청형이 어떤 구조 때문에 달리 나타나는지를 알아냈고, 혈청형에 따라서 세균이 야기하는 질병이 달라진다는 것도 밝혀냈다.

랜스필드는 엄청난 에너지를 지닌, 뛰어난 연구자였을 뿐만 아니라 젊은 학자들에 대한 지원과 조언을 아끼지 않는 훌륭한 멘토였다. 따뜻한 감성을 지닌 그녀를 아는 사람들은 애정을 담아 'L 여사Mrs. L'라 불렀다. L 여사는 나이가 들어서도 교통 혼잡을 피해 정오쯤 연구실로 출근해서 하루 종일 연구에 몰두하고, 밤을 샌 후 다음 날 아침 차를 몰고 집으로 돌아가곤 했다. 생물학 자체를 사랑했으며, 연쇄상구균 연구에 대한 개척자로서 혈청형 확인 방법에 대한 연구뿐 아니라, 병인학, 역학,

면역학 등 다양한 분야에서 선구적인 연구를 수행했다. 그녀의 이름은 랜스필드 분류법에만 남아 있는 게 아니라 *Lancefieldella*라는 세균 이름에도 남아 있다.

17

몰타열과
군의관

브루셀라, 데이비드 브루스

나이팅게일과 몰타열

플로렌스 나이팅게일(Florence Nightingale, 1820-1910)은 간호사로서, 그보다 더 중요하게는 전장의 의료개혁가로서 크림 전쟁에서 활약한 후 돌아와 질병 예방에 관한 글을 많이 썼다. 그 글을 통해서 병원 개혁에 크게 이바지했지만, 그녀는 병원의 실태에 대해서는 직접 관찰할 수 없었다. 크림 전쟁 중 야전병원에서 일하면서 병에 걸렸고, 그 병으로 거의 평생을 고생했기 때문에 먼 여행은 거의 불가능한 상태였다. 불분명하긴 하지만 많은 학자들은 나이팅게일이 걸렸던 병을 브루셀라증brucellosis이라고 생각한다.[*]

브루셀라증은 동물과 사람 사이에 전파되는 매우 전염성이 강한 인수 공통 감염병zoonosis이며 브루셀라Brucella라는 세균이 원인균이다. 이 세균에 오염되어 있는 음식을 먹거나, 감염된 동물과 직접 접촉하거나, 혹은 세균이 포함된 에어로졸을 흡입했을 때 감염된다. 사람과 사람 사

---

[*] 나이팅게일은 파스퇴르, 코흐와 거의 동시대 인물이었지만, 세균병인론이 아닌 미아즈마(miasma)설을 지지했다. 그녀는 환자 치료에 가장 중요한 것은 청결과 위생이라고 여겨 나쁜 냄새를 없애는 것이 우선되어야 한다고 주장했다. 미아즈마설은 틀린 이론이었지만, 그녀가 강조한 청결과 위생은 감염 예방에 필수적이다.

이에 감염되는 경우가 있긴 하지만 매우 드물다. 브루셀라속에는 *B. melitensis, B. abortus*와 같은 대표적인 종을 비롯하여 여러 종이 포함되어 있는데, 주로 이들이 감염시키는 숙주가 다를 뿐 대부분 유전적으로 아주 유사하다.

사람이 브루셀라에 노출되면 보통 2주에서 4주 가량의 잠복기를 거쳐 증상이 나타난다. 밤이면 체온이 올랐다 낮이면 떨어지는 현상이 반복되고, 두통, 관절통, 식은땀, 피로감, 식욕부진 등이 나타난다. 심해지면 관절염, 부고환염, 척추염, 간농양, 심내막염 등이 되고, 치료하지 않으면 사망에 이를 수 있다. 브루셀라에 의한 감염은 전 세계적으로 1년에 50만 건 정도 나타난다고 보고되는데, 우리나라에서는 1980년대 이후 거의 사라졌다가 2000년대 들어 다시 보고되고 있지만 그렇게 흔하지는 않은 것으로 보인다. 대신 소에서 꾸준히 발병하고 있으며, 생식 기관과 태막에 염증을 동반하기 때문에 소에서 유산流産의 원인이 된다.

브루셀라는 데이비드 브루스(David Bruce, 1855-1931)가 지중해 동쪽의 몰타섬에서 몰타열Malta fever로 죽은 영국 병사에서 처음 분리했다. 처음에는 이 세균을 '*Micrococcus melitensis*'라 불렀다. 몰타열은 19세기에서 20세기 초반 몰타에 주둔하던 영국 군대에 골칫거리를 넘어 큰 위협이었다. 6,000건의 감염 사례가 나왔고, 574명이나 죽었다. 1860년 몰타의 영국 군대 군의관이었던 마라스톤J.A. Maraston이 처음으로 이 질병에 대해 자세히 기술하면서 '지중해열Mediterranian gastric remittent fever'이라고 불렀다. 1905년에 몰타의 의사이자 고고학자였던 자밋Themistocles Zammit이 몰타열의 감염원이 염소의 젖이라는 것을 알아냈고(원래는 이것도 브루스의 업적으로 알려졌었지만 2005년 자밋의 업적이 밝혀졌다), 덴마크의 수의사였던 뱅^{Bernhard Bang}은 가축에서 유산을 일으키는 세균을 발견해서 *Bacillus abortus*라고 명명했다. 그래서 뱅병^{Bang's disease}이라고도 불렸는데, 이 *Bacillus abortus*가 브루스가 분리한 *Micrococcus meltensis*가 매우 유사하다는 것이 밝혀졌고, 하나의 속으로 통합되었다.

몰타섬의 브루스

브루셀라^{Brucella}라는 속명은 이 세균을 발견한 데이비드 브루스의 이름을 따라 지어진 것이다. 조지 스턴버그처럼 그도 군의관이었다(그의 사진 설명에도 '육군 소장'이라는 계급이 붙는다). 그의 부모는 스코틀랜드 출신이었지만 금을 찾아 호주로 이민을 갔고, 호주의 멜버른에서 데이비드 브루스를 낳았다. 다섯 살 때 부모와 함께 스코틀랜드로 돌아온 브루스는 키가 크고 힘이 셌으며 싸움도 잘했다. 프로 운동선수를 꿈꿨지만 이 꿈은 열일곱 살 때 폐렴에 걸리며 꺾이고 말았고, 에든버러 대학에 진학한 후 친구의 설득으로 의학을 전공하게 되었다.

의대를 졸업하고 의사 보조로 일하면서 메리 엘라자베스 스틸(메리 브루스)을 만나 결혼하게 되는데, 그림에 소질이 있었던 메리 브루스는 브루스가 발견한 세균의 그림을 도맡아 그렸을 뿐만 아니라 가장 중요한 동료 연구자가 된다. 브루스는 결혼 즈음 군의관으로 새로운 삶을 시작하게 되었다. 군의관이 되고 바로 다음해 아내와 함께 몰타섬으로 파견되는데, 바로 거기서 몰타열이라는 질병과 아직 정체가 밝혀지지 않은 세균을 맞닥뜨리게 되었다.

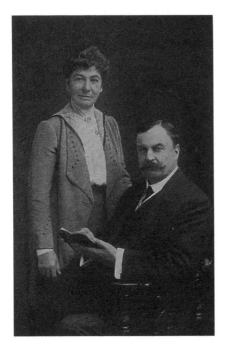
▲ 데이비드 브루스와 메리 브루스

그가 몰타열을 연구하고 그 원인균을 밝히고자 한 배경에는 코흐의 결핵균 발견에서 받은 깊은 인상이 있었다. 맨 처음 한 일은 (코흐처럼) 현미경을 마련하는 일이었다. 바로 그 현미경을 통해 1886년 몰타열로 죽은 환자의 비장에서 한 종류의 세균이 엄청나게 많이 존재하고 있는 것을 발견했다. 크기를 재고, 모양을 그리고, 그람 염색을 통해 이 세균이 그람 음성균이라는 것을 확인했다. 배양할 수 있는 배지도 찾아냈으며, 자신이 만든 배지를 통해 비장뿐만 아니라, 환자의 간과 신장에서도 몰타열과 관련한 세균이 존재한다는 것을 확인할 수 있었다.

다음으로 한 일은 역시 코흐의 방식을 따르는 것이었다. 그는 분리해서 배양한 세균을 여러 원숭이에게 접종했다. 접종 후 16일이 지나자 원숭이의 체온이 41℃까지 오르면서 사람의 증상과 비슷한 증상을 보이다 결국 몇 마리가 죽었다. 죽은 원숭이의 간과 비장은 부풀어 올라 있었고, 세균들이 가득 차 있었으며 그 세균은 원래 군인 환자에서 분리해 낸 바로 그 세균이었다. 코흐의 원칙을 완벽하게 만족하는 발견이었다.

앞서 언급한 대로 그는 이 세균을 *Micrococcus melitensis*라고 지었다. 이 세균이 가축에서 먼저 발견되어 *Bacillus abortus*라고 명명한 세균과 유사한 세균이라는 게 밝혀지고 새로운 속명이 필요해졌을 때 연구자가 브루스를 떠올리는 건 당연했다. 그렇게 이 세균들의 속명은 1920년 메이어^{Margaret E. Meyer}와 쇼^{Ernest Shaw}에 의해 브루셀라*Brucella*로 명명되었고, 몰타열, 지중해열, 뱅병 등으로 불리던 질병은 브루셀라증^{brucellosis}이라 불리게 되었다.

수면병

몰타열의 원인균, 즉 브루셀라균을 발견한 것 외에 데이비드 브루스의 중요한 업적으로 수면병의 원인을 밝힌 것이 꼽힌다. 그는 1903년 왕립학회의 수면병위원회의 책임자로 우간다로 파견되었다. 이미 1894년, 1899년 등 여러 차례 아프리카로 파견되어 나가나병^{Nagana}이라고 하는 줄루족의 가축들이 걸리는 재앙적인 질병에 대해서 조사하고, 또 보어 전쟁에 파견된 영국 군대에서 발생한 장티푸스에 대해 환자들을 치료한 적이 있었다.

1900년경 우간다에서 수면병이 대량 발생하고 있었다. 처음에는 두통과 부기를 일으키다 수면 상태에 빠지고, 마침내 혼수상태가 되어 사망하게 되는 이 미스터리한 질병은 체체파리와 관련이 있다고 여겨졌다 (지금은 사실로 밝혀져 있다). 수면병은 아프리카에 널리 퍼져 있던 치명적인 질병이었다. 아프리카인뿐만 아니라 어떤 사람이든 이 질병에 걸리면 고열이 몇 달 동안이나 지속되고, 정신이 혼미해지면서 죽어갔다. 이에 대해 1902년 영국 왕립학회는 위원회를 구성해서 연구자를 파견했지만, 그들 중 일부는 영국으로 돌아와버리고 말았고, 결국 대신 브루스가 파견된 것이었다. 그때 처음 파견되었다 돌아가지 않고 남아 있다 브루스와 합류한 젊은 연구자가 있었는데, 그가 바로 대장균에 에쉐리히의 이름을 따서 *Escherichia*라는 속명을 제안한 알도 카스텔라니였다.

수면병 환자의 뇌척수액과 혈액에서 살아 있는 원생생물을 처음 관찰한 것도 알도 카스텔라니였다. 하지만 그는 그게 수면병의 원인이라고 생각하지 못했다. 이 발견의 중요성을 먼저 깨닫고 연구를 추진한 것이 바로 브루스였다. 몇 개월 사이에 34명의 환자, 12명의 건강한 사람의 척수액을 원심분리하여 트리파노조마trypanosome가 있는지를 조사했다. 수면병 환자의 70%에서 트리파노조마가 발견되었지만, 건강한 사람에서는 하나도 나오지 않았다. 이후 연구에서는 이 연관성이 더욱 확실해졌다. 이번에도 환자로부터 얻어낸 뇌척수액을 원숭이에게 주사했고, 원숭이에서 전형적인 수면병 증상이 나온 후 결국 죽는 것을 확인했다.

수면병을 일으키는 편모충에 속하는 이 원생생물은(세균이 아니다) 체체파리Glossina palpalis에 기생한다. 체체파리와의 연관성을 밝히기 위해 브루스를 비롯한 연구자들은 수천 마리의 체체파리를 해부했고, 트리파노조마의 발달 과정을 연구했다. 그들은 수면병이 체체파리에 기생하던 트리파노조마가 혈액과 뇌척수액에 들어감으로써 생긴다는 보고서를 작성하여 왕립협회에 보냈고, 이 내용은《영국의학저널》에 발표되었다. 이 트리파노소마는 조셉 에버렛 두턴(Josheph Everett Dutton, 1876-1905)이 아프리카 서해안에서 발견해서 명명한 *Trypanosoma gambiense*라는 것도 밝혀졌다. 그래서 그가 찾아낸 원생생물에는 그의 이름이 붙을 수 없었지만, 다른 트리파노조마 종에 그의 이름을 붙이는 것은 브루셀라라는 속명처럼 당연한 일이었다. 그 원생생물의 학명은 *Trypoanosoma brucei*이다.

18

사람이 만든 환경 변화가
불러온 감염병

보렐리아 부르그도페리, 윌리 버그도퍼

새로운 감염병, 라임병과 저스틴 비버

미국에서 라임병Lyme disease은 1980년대부터 1990년대 사이에 엄청나게 증가하면서 사람들에게 두려움을 안겼고, 여러 매체에서 주목했다. 발열, 두통, 인후통, 구역질, 피로감, 림프선 종대, 경부 경직, 근강직 등의 증상을 보이는 이 질병은 유행성 감기나 류머티즘 관절염 등으로 잘못 진단되기도 한다.

그러나 오랜 잠복기를 가지면서 완화되었다가 다시 증상이 나타나 관절, 심장, 신경계 등을 공격하는 특징을 가졌다. 특히 교외 주택가에 사는 사람들에게 많이 발생했는데 어떤 경우에는 증상이 수년 동안 지속되기도 하고, 또 사람을 불구로 만들기도 했다. 그래서 미국의 부모들은 여름에 아이들을 밖으로 나가 노는 대신 집 안에 가두어 놓기도 했다. 최근에는 미국 팝가수 저스틴 비버가 라임병으로 투병하고 있으며 죽음의 문턱을 오갔다는 보도와 함께 외모가 많이 변한 모습이 공개되기도 했다. 한동안 '제2의 에이즈'라고 할 정도로 두려워했던 질병이지만 지금은 질환 초기에 치료하는 경우 완치된다. 현재에도 미국에서 매년 30만 명의 사람들이 이 질병에 걸리는 것으로 추산되고 있다.

이 질병의 이름은 미국의 마을 이름에서 유래한다. 1975년 미국 동부의 코네티컷주 올드라임^{Old Lyme}에 사는 가족들이 반복되는 발열과 관절통으로 고생했는데 처음에는 청소년형 류머티즘 관절염으로 진단받았다. 그런데 같은 길가에 사는 다른 이웃의 여러 어린이들이 같은 증상을 보이는 것을 확인하면서 이 질병이 류머티즘 관절염이 아닌 감염병의 일종이 아닌가 하는 의심이 들기 시작했다. 연구진이 조사한 결과 다른 지역에서 이전에도 비슷이 질병에 돌았다는 것을 확인하기도 했다. 처음에는 병원체의 정체를 파악하지 못했지만, 환자들의 몸에 반점이 돋고, 또 몇몇 환자가 반점이 돋은 부위에 진드기가 물린 곳이라는 것을 기억하면서 돌파구가 열렸다. 그리고 또 어떤 환자는 자신을 문 진드기를 잡아서 보관했다 연구진에게 건넸다. 그 진드기는 *Ixodes scapularis*라는 학명을 가진 사슴진드기^{deer tick}였다.

이 진드기는 봄에 알에서 부화하여 애벌레 상태로 설치류에 붙어

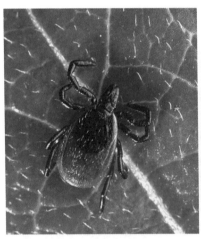

▲ 라임병을 옮기는 사슴진드기

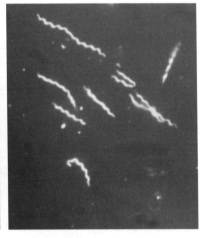

▲ 버그도퍼가 발견한 보렐리아 부르그도페리를 암시야 현미경으로 관찰한 사진

살다 여름이 끝날 무렵 진드기가 된다. 이때 이 진드기는 사슴의 몸에서 피를 빨아먹으며 짝을 찾는데, 사슴이 없으면 소나 말, 개, 고양이에 붙어살았다. 사람도 그 대상이 되며 그때 라임병을 옮긴다. 물론 라임병은 1970년대에야 갑자기 증가하여 관심을 받기 시작한 신종 전염병emerging diseases 중 하나이지만, 완전히 새로운 질병은 아니었다. 이 질병에 대해 알려지자 이전에도 이와 비슷한 질병이 있었다는 회고적 보고가 잇따랐다. 1883년 독일, 1910년 스웨덴까지 거슬러 올라갔다. 1975년 이전에도 진단되지 않은 채, 혹은 오진되어 수십 년 동안 미국을 비롯해서 전 세계에 존재했던 것이다. 하지만 미국인들이 주거 지역을 교외로 넓히는 과정에서 숲이 파괴되면서 발병률이 증가했다. 즉 환경의 변화가 야생동물에 사는 진드기와 사람의 접촉 기회를 늘렸고, 이것이 새로운 감염병의 출현을 가져왔다.*

라임병을 일으키는 것은 사슴진드기에 사는 보렐리아 부르그도페리Borrelia burgdorferi라고 하는 세균이다. 하지만 라임병에 대해 처음 보고된 이후 7년이나 그런 사실이 알려지지 않았다. 사실 많은 의사들은 바이러스에 의한 것이라고 생각하고 있었다. 라임병의 진짜 원인이 세균이라는 것을 밝혀낸 것은 1981년 미국 국립보건원NIH 산하 몬태나주의 로키마운틴 연구실에서 일하던 윌리 버그도퍼(Willy Burgdorfer, 1925-2014)였다. 그는 롱아일랜드에서 보내온, 라임병 환자의 진드기를 해부하다 그 속에 있는 세균을 찾아내 배양했고 보렐리아Borrelia속에 속하는 세균이라는 것을 확인했다. 이 세균은 라임병 환자의 혈청과 반응했고, 토끼에

---

*   우리나라에서는 1993년에 처음 진드기에서 보렐리아균이 분리됐다.

게 주입했더니 토끼 역시 라임병 증상을 보였다. 바로 이 세균의 이름이 *Borrelia burgdorferi*인 이유다.

진드기 외과의

사슴진드기에 대한 연구를 의뢰받았을 당시, 윌리 버그도퍼는 이미 수천 번이나 진드기를 해부한 경험이 있었다. 그는 의뢰받은 진드기를 해부하고, 장을 염색한 후 짧은 막대 모양의 리케차 종류의 세균을 찾았다. 하지만 그의 눈에 들어온 것은 길고, 코일 모양으로 꼬인 세균이었다. 30년 전 대학원생 때 보았던 것과 비슷한 세균이었다. 그는 2001년에 한 인터뷰에서 이렇게 이야기했다.

"일단 내 눈이 긴 뱀 모양의 생명체에 꽂히자, 나는 내가 수백만 번 전에 보았던 것, 스피로헤타spirochetes를 보고 있다는 것을 깨달았습니다."

버그도퍼는 바로 자신이 관찰하고 있는 스피로헤타 종류의 세균이 라임병의 원인이라고 직감했다. 이 생각은 조금 급진적일 수도 있었는데, 이전까지 사슴진드기가 스페로헤타 종류의 세균을 옮긴다는 사실은 전혀 알려지지 않았기 때문이다. 하지만 그는 즉시 스피로헤타를 잘 분리한 후 동료에게 전화를 해서 라임병 환자의 샘플에서 혈청을 얻어 달라고 요청했다. 환자의 혈청 샘플은 버그도퍼의 스피로헤타와 반응했다. 그의 의심이 확인된 것이다. 그가 자신의 발견을 《사이언스Science》지에 논문으로 발표한 것은 1982년이었다(버그도퍼의 이름을 따서 *Borrelia burgdorferi*라고 명명된 건 2년 후인 1984년이다). 이 발견으로 라임병 치료에 전기가 마련되었다. 이전까지는 경험적으로 항생제를 투여해서 치료해왔으나, 어떤 세균이 질병을 일으키는지 알게 되면

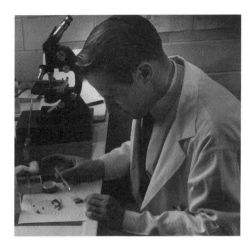

▲ 빌리 버그도퍼

서 적절한 항생제를 찾을 수 있었고, 실험실 진단 방법 역시 개발할 수 있게 되었고, 백신 개발의 길도 열렸다.

스스로 '진드기 외과의tick surgeon'라고 불렸던 버그도퍼는 스위스 바젤에서 태어나 바젤 대학교에서 기생충학과 열대세균학으로 박사 학위를 받았다. 그는 대학원생으로 진드기가 간헐적 발열 환자에게 어떻게 스피로헤타를 옮기는지 연구했다. 1951년 미국 국립보건원 산하 로키마운틴 연구실에 자리를 잡았고, 그곳에서 로키마운틴열을 일으키는 리케차 연구를 위해 수십 년 동안 진드기를 해부했다. 그런 엄청난 경험을 갖고 있었기에 "당신 머리에 진드기가 있다면 나에게 보내 봐요. 그러면 30분 이내에 그게 홍반열spotted fever을 일으킬지 아닐지 바로 알려줄 수 있어요"라고 말할 수 있었다. 그가 라임병의 원인균을 발견할 수 있었던 것은 단순한 행운이 아니라 그만한 경험이 있었고, 직관이 있었기 때문에 가능한 일이었다.

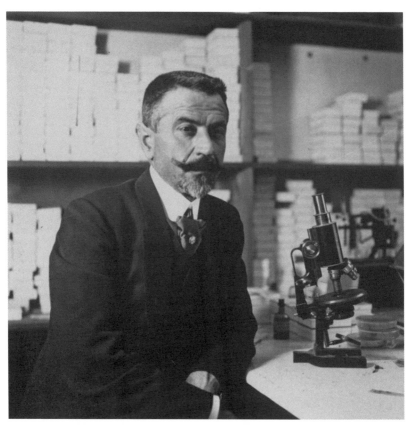

▲ 아메디 보렐

그런데 이 세균의 속명 보렐리아Borrelia도 사람의 이름에서 온 것
이다. 아메디 보렐(Amédée Marie Vincent Borrel, 1867-1936)이라는 프랑
스의 의사이자 과학자다. 그는 오랫동안 파스퇴르연구소에서 일했는
데, 1892년부터 1895년까지는 메치니코프의 연구실에서, 1896년부터
1914년까지 미생물학 실험실의 책임자로 연구했다. 페스트균을 발견한
예르생, 칼메트과 함께 결핵을 연구했고(참고로 결핵예방백신인 BCG 백신

에서 'C'자가 바로 칼메트의 약자다. Bacille Calmette-Guérin), 가래톳 페스트 bubonic plague에 대한 백신을 연구했다. 그는 보렐리아속(물론 당시에는 이 이름으로 불리지 않았지만)의 한 종인 *Borrelia anserina*가 매독의 원인균으로 유명한 *Treponemma pallidum*라는, 역시 스피로헤타 종류의 세균과 다르다는 것을 처음으로 언급하였다. 보렐의 이름을 따서 *Borrelia*라는 속명을 발표한 것은 버그도퍼가 라임병의 원인균을 발견하기 70여 년 전, 1907년 파스퇴르연구소에서 연구하던 네덜란드의 병리학자이자 기생충학자였던 스웰렌그레벨Nicolaas Hendrik Swellengrebel에 의해서였다.

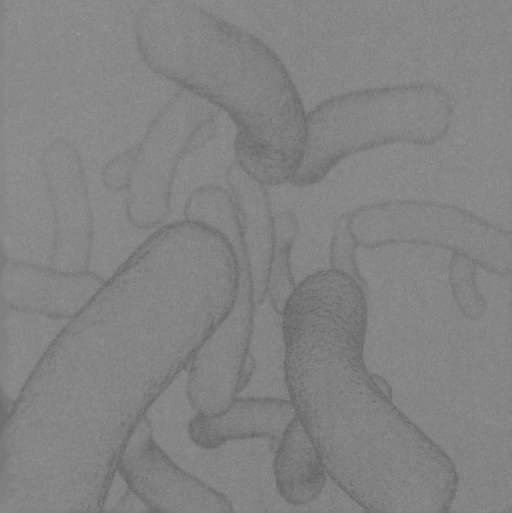

나가는 말

남은 세균,
남은 사람들

지금까지 세균의 학명 속에 이름을 남긴 세균학자들을 찾아 나섰고, 이 제 마지막 걸음을 멈추려 한다. 모든 여행이 그렇지만 여전히 아쉬움이 남는다. 우선 몇몇 세균과 인물을 제외하고는 대부분 19세기 말에서 20 세기 초반에 집중되어 있다는 점이 자꾸 뒤를 잡아끈다. 그 시기가 세균 학의 황금 시기라는 점에서 어쩔 수 없긴 하다. 사람에게 중요한 세균부 터 발견되었고, 또 세균 학명에 이름을 쓴다면 세균학 초창기에 활약한 연구자들을 떠올리는 것도 당연한 일이긴 하다.

　물론 그렇지 않은 경우도 꽤 있다. 세균 분류학 분야에서 많은 업 적을 쌓은 에르코 스타키브란트Erko Stackebrandt나 마이클 굿펠로우Michael Goodfellow의 이름을 딴 *Stackebrandtia*, *Goodfellowiella*나, 이 책에서도 많이 언급한 세균 종 목록을 제공하고 있는 LPSN을 처음 만든 장 유제 비Jean P. Euzéby의 이름에서 온 *Euzebya*, *Euzebyella*와 같은 세균들도 있 다. 콜레라균 연구에 많은 업적을 남기고, 또 미국과학재단의 총재로서 도 오랫동안 활동한 리타 콜웰Rita R. Colwell의 이름을 딴 *Colwellia*와 같이 현대의 세균학 대가들의 이름으로 학명을 지은 세균도 있다. 이들에 대 해서도 쓸 수 있었으면 좋았겠지만 아직 살아 있는 분들에 대해 쓰는 것 도 부담스러운 일이거니와, 일단 아직 그 세균들에 대해서 할 얘기가 별 로 없었다.

최근에 지어진 이름도 아니고 꽤 알려진 병원균이면서 과학자의 이름을 딴 세균 중에서도 다루지 못한 것들이 있다. 바토넬라Bartonella와 콕시엘라Coxiella, 시트로박터Citrobacter에 속하는 세균들이 그런 것들이다.

잠깐만 이들 세균에 대해서 얘기를 해보자면 이렇다.

바토넬라는 원래 절지동물에서 살지만 사람에게 감염되면 오로야열, 참호열, 고양이발톱병이나 만성림프절병증, 신경계 장애 등의 질병을 일으키는 병원성 세균이다. 이 세균의 학명은 1905년 페루의 건설 노동자들에게 오로야열(지역 이름이 오로야였다)을 일으킨 원인균인 이 세균을 발견한 페루의 미생물학자 알베르토 바톤(Alberto Barton, 1870-1950)의 이름을 땄다.

오스트레일리아의 도살장 노동자들에서 발생한 열병에 붙여진 Q열Q fever(원인을 알지 못해 붙인 병명이다)의 원인균 콕시엘라 브루네티Coxiella brunetii는 이 세균을 처음 발견한 미국의 세균학자 해럴드 콕스(Harold R. Cox, 1907-1986)의 이름에서 학명이 나왔다.

그리고 2017년 말 국내 한 병원에서 신생아 중환자실에서 발생하여 3명의 신생아를 사망케 하면서 사회적으로도 큰 이슈가 되었던 시트로박터 프룬디Citrobacter freunii의 종소명은 주로 세균의 발효를 연구했던 프룬드(August Freund, 1835-1892)라고 하는 세균학자의 이름에서 온 것이다. 그밖에 시트로박터라는 속에 속하는 종들에는 사람 이름을 학명의 재료로 삼은 것들이 무척 많다. 시트로박터 프룬디라는 세균을 처음 발견한 네덜란드 미생물학자인 브락Braak의 이름을 딴 *C. braakii*, 시트로박터라는 속명을 처음 제안한 미국의 미생물학 조지 길렌George Francis Gillen의 이름을 딴 *C. gillenii*이 있고, 이 밖에도 미국의 미생물학자 스튜어트 코저

Stewart A. Koser의 이름에서 온, *C. koseri*, 살모넬라의 혈청형 분석과 시트로박터를 연구한 미국 미생물학자 알마 맥워터-멀린(Alma C. McWhorter-Murlin)의 이름에서 온 *C. murliniae*, 체코의 세균학자 지리 세들락Jiri Sedlák의 이름을 딴 *C. sedlaki*, 미국의 미생물학자 바이올라 영Viola M. Young의 이름을 딴 *C. youngae*과 같은 종들이 시트로박터에 속한다. 시트로박터에는 루이 파스퇴르의 이름을 기린 *C. pasteurii*라는 종도 있다.

이 세균과 세균학자 들에 대해서도 쓸 얘기가 좀 더 있겠지만, 모든 것을 다룰 수는 없는 일이다. 어디에서 끊어야 할 지 결정하는 게 쉬운 일은 아니지만 이런 세균과 인물 들은 아무튼 내 나름의 기준으로 깊이 다루지 않았다.

아쉬움은 여성 과학자에 대해서 거의 쓰지 못한 데도 있다. 랜스필드를 제외하고는 거의 언급하지도 못했다. 그래서 더욱 리타 콜웰에 대해서 좀 써볼 걸 그랬다는 아쉬움도 든다. 하지만 최근에 그녀의 자서전이 번역되어 나온 터라 군이 내가 여기서 그녀의 삶을 요약할 필요는 없을 듯해서 쓰지 않았다.* 여성 세균학자를 거의 다루지 못한 것은 세균학 초창기의 학문 지형을 보여주는 것이다. 여성이 과학자 커뮤니티에 접근하여 본격적인 활동을 한 것이 오래되지 않았을 뿐만 아니라 세균학 분야에서는 더욱 더뎠다는 게 분명하게 보인다. 세균학 분야에서도 여성들의 역할은 이미 증가하고 있으니, 앞으로 여성 과학자를 기리는 세균 학명이 얼마나 늘어날지 지켜볼 만하지 않을까 싶다.

---

* 리타 콜웰 박사의 자서전 『인생, 자기만의 실험실: 랩걸을 꿈꾸는 그대에게』(머스트리드북, 2021)이 번역되어 나왔다.

끝으로 가장 큰 아쉬움은 우리나라 세균학자를 거의 다루지 못한 점이다. 레지오넬라에 관해서 쓰면서 박사후 과정 때 지도교수셨던 국윤호 교수님을 잠깐 언급한 게 전부다^{Legionella kookii}. 그래서 이 자리에서 좀 더 언급하고 싶은데, 우리나라 과학자의 이름을 학명으로 삼은 세균이 얼마나 있는지에 관해서는 정확하게 알 수 없다. 그래서 내가 아는 범위에서 몇 분만 몇 개의 세균만 언급한다.

내가 알고 있는 것 중에 가장 먼저 우리나라 과학자의 이름을 세균의 학명에 쓴 것은 하헬라^{Hahella}이다. 서울대학교 미생물학과 교수였던 하영칠 교수(1935-)의 이름을 따서 2001년 명명되었다. 하영칠 교수는 1960년대, 1970년대부터 미생물에서 난분해성 물질인 섬유소, 리그닌, 헤미셀룰로즈 분해에 관여하는 효소들의 특징에 대해서 연구하고, 자연환경으로부터 방선균을 분리하고 분류하는 연구도 한 한국 미생물학계의 원로이다. 이 세균에 관한 논문의 제1저자는 극지연구소 소장을 역임한 이홍금 박사인데, 이 세균의 발견과 명명에 대해서 다음과 같이 밝히고 있다.

"우리나라 최남단 마라도에 갔는데 해면 채취가 어려운 상황이었습니다. 그래서 대신 해변 바위에서 시료를 채취했는데, 실험실에서 살펴보니 새로운 모양의 미생물이었습니다. 그래서 우리나라 미생물학 분야의 원로이자 은사님이시기도 한 하영칠 서울대학교 교수님의 성을 따서 '하', 미생물이 발견된 곳이 '제주'를 붙여 '하헬라 제주엔시스'라는 이름으로 학계에 보고하게 되었습니다.

하헬라 제주엔시스의 붉은 색소는 적조를 줄이는 기능이 있고, 그 외 세포

외 다당류들에도 또 다른 유의미한 기능들이 있는 것으로 밝혀졌습니다. 새로운 미생물이 새로운 기능의 원천이 될 수 있다는 것을 또한 생물다양성 보존이 중요하다는 것을 증명해준 셈이었습니다."

2004년에는 당시 서울대학교 미생물학과 천종식 교수팀이 갯벌 퇴적물에서 분리한 3종의 세균에 대해 홍기엘라^{Hongiella}라는 속명으로 발표했다. 홍기엘라라는 학명은 서울대학교 미생물학과 설립의 주역이었던 고故 홍순우 교수(1921-1988)의 이름을 딴 것이었다.

홍기엘라와 같은 해에 발표된 세균 중에는 역시 서해 갯벌에서 분리된 강기엘라^{Kangiella}라는 세균이 있다(*Kangiella koreensis*와 *Kangiella aquimarina*, 두 종이 함께 발표되었다). 딱 봐서 알 수 있듯이 우리나라의 '강'이라는 성에서 온 학명이다. 이 '강'이라는 성의 주인공은 당시 성균관대학교 생물학과 교수였던 강국희 교수이다. 강국희 교수는 '요료법'이라고 하는 오줌이 자가 면역 백신의 일종이라며 이를 이용한 치료법을 주장하고 알려온 것으로 유명하다.

*Leeia oryzae*라는 세균이 있다. 역시 이름만 봐도 '이'씨 성을 가진 누군가에서 온 학명이라는 것을 알 수 있다(덧붙여 벼와 관련이 있다는 것도). 이 리이아^{Leeia}라는 학명은 한국생명공학연구원 등의 연구팀이 2007년 논에서 분리한 세균에, 충남대학교에서 미생물의 산업적 이용에 관한 연구를 오랫동안 해온 이계호 교수(1953-)의 이름을 붙인 것이었다. 이계호 교수는 퇴임 후 '태초먹거리학교'를 운영하며 건강 먹거리 전도사로서 활동했다.

끝으로 소개할 세균은 용하바키아^{Yonghaparkia}이다. 이 세균의 학명은 단순히 성만 쓴 게 아니라 이름을 모두 쓰고 있기 때문에 누구의 이름에서 온 것인지 금방 알 수 있다. 바로 한국생명공학연구원에서 오랫동안 유산균을 연구했고, 크리벨라^{Kribbella}라고 하는 세균을 발표하기도 한 박용하 박사이다(크리벨라의 KRIBB는 한국생명공한연구원의 약자이다). 앞에서 얘기한 강국희 교수와 박용하 박사는 김치와 같은 우리 발효식품에 있는 미생물 분석과 같은 연구를 공동으로 수행하기도 했다.

이 다섯 개의 세균, 내지는 다섯 분의 세균학자 말고도 좀 더 많은 세균이 우리나라 과학자의 이름에서 온 학명을 가졌을 것이다. 이 다섯만 소개한 것은 어떤 기준이 있는 것도 아니고, 그저 내가 알고 있는 범위가 그 정도다. 어쨌든 새로운 세균은 점점 더 많이 밝혀지고 있고, 그 세균들에는 모두 새로운 이름이 필요하다. 세균의 학명에 무분별하게 사람의 이름을 쓰는 것보다 세균의 특징을 나타내는 것이 더 낫다는 견해도 많지만, 그래도 여전히 흥미로운 것은 사람의 이름을 쓰는 것이고, 또 존경하는 과학자의 이름을 자신이 발견한 신종에 붙이는 것은 의미 있는 일이라 생각한다.

과학저술가 마틴 브룩스는 『초파리』에서 1900년 최초로 초파리를 실험실로 들여 실험 대상으로 삼은 하버드 대학의 과학자 윌리엄 캐슬(William Ernst Castle, 1867-1962)이 당시에 인정받는 과학자였으며 상당히 높은 지위에 있었음에도 지금은 완전히 잊힌 존재가 되었다는 걸 지적하면서 몇 가지 이유를 제시한다. 그러나 결국은 "진실은 사람들의 기억 속에 오래 남는 과학자가 별로 없다는 사실에 있다"고 고백하고 만다. 곁에 있는 사람에게 당장 알고 있는 과학자의 이름을 대 보라고 하면 과연 몇 명이나 댈 수 있을까? 지금까지 쌓아온 과학이라는 거대한 탑에 기여한 과학자들은 굉장히 많지만 아주 소수를 제외하고는 그 과학자들의 이름을 대부분의 사람들은 기억하지 못한다. 그래서 나는 과학자들의 이름을 이용한 학명들은 있어서 천만다행이라고 생각한다. 그래도 그 분야를 연구하는 사람은 한 번쯤은 그 이름을 되새겨볼 수 있으니 말이다 (물론 그렇지 않은 연구자도 많지만). 세균의 학명에 들어 있는 세균학자들을 찾고, 그들의 삶과 업적을 정리하고 기억하면서 내가 참 뿌듯하고 행복했다. 독자들도 부디 이 발자국을 따라 큰 기쁨을 함께해 주길 진심으로 바란다.

감사의 말

드디어 감사의 글이란 걸 쓰게 된다. 이런 걸 언제 써봤나 생각해보니 벌써 30년도 더 전에 박사학위 논문을 쓰면서 썼었다. 책장 깊숙한 데서 먼지를 뒤집어쓰고 있는 학위 논문을 꺼내 그때 적었던 감사의 글을 다시 읽으니 감회가 새롭다. 희망과 불안이 공존했던 시절의 과도한 감상이 곳곳에 묻어나 있었다. 이 감사의 글을 한참의 세월이 지나 읽으면 어떤 느낌이 들지 궁금하다.

첫 책이다. 책을 쓰는 건 논문을 쓰는 것과 달랐다. "시작이 반"이라고 하는 말은 맞는 말이긴 했지만, 시작하고 한참 지나고서도 아직 '반'이나 남아 있었다. 글을 쓰고, 책을 만드는 건 결국 '끈기'의 문제였다. 긴 호흡이 필요했고, 의무가 아니니 내적 동기를 계속 유지해야만 했다. 그래도 즐거웠다. 알고 있던 것이 정말 맞는지를 확인하고, 대충 알고 있는 것을 자세히 공부하고, 모르던 것은 새로 배웠다. 이런 과정이 즐거웠다. 오랜만에 느끼는 자발적 공부의 재미였다. 그걸 글로 옮기면서도 행복했다.

즐거움과 행복의 감정 뒤에는 부끄러움과 두려움이 잔뜩 웅크리고 있다. 다른 사람들의 작업을 통해 남겨진 것을 이해하여 글로 옮기면서 내 이름을 버젓이 적는 게 부끄럽고, 모자란 게 분명히 있을 것이고, 최선을 다했지만 잘못된 부분도 없지 않을 것이기에 두렵다. 그런 부끄러움과 두려움마저 없다면 철면피가 아닌가 싶다.

감사한 이들이 많다. 거친 초고를 읽고 소중한 조언을 해준 김진영 선생님, 노진영 선생님, 오혜경 선생님과 백진양 씨에게 감사하다. 부족한 원고가 번듯한 책으로 나오는 과정을 보여준 구남희 편집자님을 비롯한 성균관대학교 출판부 편집팀에게도 감사하다. 내 삶의 지렛대가 되어준 가족들에게는 물론이다. 특히 군 복무 중에도 시간을 내어 본문의 그림을 그려준 아들 민석에겐 더더욱 고맙다는 말을 전한다.

참고문헌

들어가는 말

도널드 매크로리(정병훈 역),《훔볼트 평전》(알마)

에른스트 페터 피셔(임현수 역),《과학한다는 것》(반니)

스티븐 그린블랫(정영목 역),《아담과 이브의 모든 것》(까치)

스티븐 허드(조은영 역),《생물의 이름에는 이야기가 있다》(김영사)

하워드 블룸(김민주, 송희령 역),《천재 자본주의 vs 야수 자본주의》(타임북스)

하워드 S. 베커(서정아 역),《증거의 오류》(책세상)

"항생제도 안 통한다, 코로나보다 더 치명적인 내성균".〈조선일보〉(2022년 1월 21일)

1. 대장균이 아니라 대장균

김우재,《선택된 자연》(김영사)

닐 슈빈(김명주 역),《자연은 어떻게 발명하는가》(부키)

미셸 모랑쥬(강광일, 이정희 이병훈 공역),《분자생물학: 실험과 사유의 역사》(몸과마음)

프랑스아 자콥(이정희 역),《파리, 생쥐, 그리고 인간》(궁리)

칼 짐머(전광수 역),《마이크로코즘》(21세기북스)

Anonymous. Etymologia: *Escherichia coli*. Emerging Infectious Diseases 2015; 21(8): 1310.

Blount ZD. The natural history of model organisms: The unexhausted potential of *E. coli*. eLife 2015; 4:e05826.

Friedmann HC. Escherich and *Escherichia*. EcoSal Plus 2014; 6(1): 133-196.

Shulman ST et al. Theodor Escherich: The First Pediatric Infectious Diseases Physian? Clinical Infectious Diseases 2007; 45(8):1025-1029.

2. 자신의 이름 붙인 세균에 감염되어 죽다

Ashurst JV, Dawson A. Klebsiella Pneumonia. 2022 Feb 2. In: StatPearls [Internet]. Treasure Island (FL): StatPearls Publishing; 2022 Jan -. PMID: 30085546

Austrian R "The Gram stain and the etiology of lobar pneumonia, an historical note". Bacteriological Reviews. 1960; 24 (3): 261 - 265. doi:10.1128/BR.24.3.261-265.1960.

Carter KC. Edwin Klebs's "Grundversuche". Bulletin of the History of Medicine. 2001; 75(4):771-781.

Klebs, Edwin - The Columbia Encyclopedia, Sixth Edition, 2001-05.

Nedashkovskaya OI et al. *Gramella echinicola* gen. nov., sp. nov., a novel halophilic bacterium of the family Flavobacteriaceae isolated from the sea urchin *Strongylocentrotus intermedius*. Int J Syst Evol Microbiol 2005; 55:391-394.

Saidman LJ. EDWIN KLEBS (1834-1913) PERIPATETIC BACTERIOLOGIST. JAMA 1968; 204(8):729-730.

3. 순한 양으로 생각했는데 호랑이였다

무하마드 H. 자만(박유진 역), 《내성 전쟁》(7분의언덕)

Baumann P, et al. A study of the *Moraxella* group. II. Oxidative-negative species *genus Acinetobacter*. J Bacteriol 1968; 95:1520-1541.

Baumann P. Isolation of *Acinetobacter* from soil and water. Journal of Bacteriology 1968; 96(1):39-42.

Brown GR et al. Reclassification of [*Pseudomonas*] *doudoroffii* (Baumann et al. 1983) into the genus *Oceanomonas* gen. nov. as *Oceanomonas doudoroffii* comb. nov., and description of a phenol-degrading bacterium from estuarine water as *Oceanomonas baumannii* sp. nov. Int. J. Syst. Evol. Microbiol 2001; 51:67-72.

Choi JY et al. *Acinetobacter kookii* sp. nov., isolated from soil. Int. J. Syst. Evol. Microbiol. 2013; 63:4402-4406.

Nemec A et al. *Acinetobacter seifertii* sp. nov., a member of the *Acinetobacter calcoaceticus-Acinetobacter baumannii* complex isolated from human clinical specimens. Int. J. Syst. Evol. Microbiol. 2015; 65:934-942.

Nemec A et al. Genotypic and phenotypic characterization of the *Acinetobacter calcoaceticus-Acinetobacter baumannii* complex with the proposal of *Acinetobacter pittii* sp. nov. (formerly *Acinetobacter* genomic species 3) and *Acinetobacter nosocomialis* sp. nov. (formerly *Acinetobacter* genomic species 13TU). Res. Microbiol. 2011; 162:393-404.

Rice LB. 2008. Federal funding for the study of antimicrobial resistance in nosocomial pathogens: No ESKAPE. Journal of Infectious Diseases 2008; 197:1079-1081. https://doi.org/10.1086/533452.

WHO. Global priority list of antibiotic-resistant bacteria to guide research, discovery, and development of new antibiotics. World Health Organization, Geneva, Switzerland. 2017. http://www.who.int/medicines/publications/WHO-PPL-Short_Summary_25Feb-T_NM_WHO.pdf. 2017.

https://biology.ucdavis.edu/people/paul-baumann

4. 장질부사, 장티푸스 혹은 혐오

마릴리 피터스(지여울 역),《탐정이 된 과학자들》(다른)

산드라 헴펠(김아림 역),《질병의 지도》(사람의무늬)

신동원,《호환 마마 천연두》(돌베개)

수전 캠벨 바톨레티(곽명단 역),《위험한 요리사 메리》(돌베개)

유진홍,《유진홍 교수의 이야기로 풀어보는 감염학》(군자출판사)

폴 드 크루이프(이미리나 역),《미생물 사냥꾼》(반니)

폴 W. 이왈드(김명남 역),《전염병 시대》(도서출판소소)

황정수,《경성의 화가들, 근대를 거닐다》(푸른역사)

Fall, Ed; Yates, Christian (1 February 2021). "Will coronavirus really evolve to become less deadly?". The Conversation. Retrieved 29 November 2021.

Skerman VBD, McGowan V, Sneath PHA. Approved lists of bacterial names. Int. J. Syst. Bacteriol. 1980; 30:225-420.

5. 인류를 가장 공포에 떨게 한 세균

마크 해리슨(이영석 역),《전염병, 역사를 흔들다》(푸른역사)

마크 호닉스바움(제효영 역),《대유행병의 시대》(커넥팅)

무하마드 H. 자만(박유진 역),《내성 전쟁》(7분의언덕)

사라 에버츠(김성훈 역),《땀의 과학》(한국경제신문)

산드라 헴펠(김아림 역),《질병의 지도》(사람의무늬)

셸던 와츠(태경섭, 현창호 역),《전염병과 역사》(모티브북)

요하네스 크라우제, 토마스 트라페(강역옥 역),《호모 에렉투스의 유전자 여행》(책밥)

전우용,《내 안의 역사》(푸른역사)

주경철,《대항해 시대》(서울대학교 출판부)

폴 드 크루이프(이미리나 역),《미생물 사냥꾼》(반니)

프랭크 A. 폰 히펠(이덕환 역),《화려한 화학의 시대》(까치)

프랭크 M. 스노든(이미경, 홍수연 역),《감염병과 사회》(문학사상)

Rasmussen et al. Early divergent strains of *Yersinia pestis* in Eurasia 5,000 years ago. Cell 2015; 163:571-582.

6. 제대 군인들을 희생시켜며 등장하다

마크 호닉스바움(제효영),《대유행병의 시대》(커넥팅)

아노 카렌(권복규 역),《전염병의 문화사》(사이언스북스)

Brenner DJ, et al. *Legionella bozemanii* sp. nov. and *Legionella dumoffii* sp. nov.: classification of two additional species of *Legionella* associated with human pneumonia. Current Microbiology 1980; 4:111-116.

Herwaldt LA et al. A new *Legionella* species, *Legionella feeleii* species nova, causes Pontiac fever in an automobile plant. Annals of Internal Medicine 1984; 100:333-338.

Morris GK et al. *Legionella gormanii* sp. nov. Journal of Clinical Microbiology 1980; 12:718-7231.

Verma UK, et al. *Legionella shakespearei* sp. nov., isolated from cooling tower water. International Journal Systematic Bacteriology 1992; 42:404-407.

7. 경성 제국 대학 총장이 발견한 세균

대한미생물학회 지음.《의학미생물학 8판》(범문에듀케이션)

마쓰다 도시히코. 시가 기요시와 식민지 조선. 한림일본학 2014; 25권.

산드라 헴펠(김아림 역),《질병의 지도》(사람의무늬)

Felsenfeld OK. Shiga, Bacteriologist. Science 1957; 126:113.

Trofa AF et al. Dr. Kiyoshi Shiga: discover of the dysentery bacillus. Clinical Infectious Diseases 1999; 29:1303-1306.

8. 이름에 담긴 비극

닉 레인(김정은 역),《미토콘드리아》(뿌리와이파리)

아노 카렌(권복규 역),《전염병의 문화사》(사이언스북스)

마크 호닉스바움(제효영 역),《대유행병의 시대》(커넥팅)

주경철,《대항해시대》(서울대출판부)

A. 폰 히펠(이덕환 역),《화려한 화학의 시대》(까치)

Eremeeva ME et al. Bacteremia, fever, and splenomegaly caused by a newly recognized bartonella species. N Engl J Med 2007; 356:2381-2387.

Filho FB, Avelleira JCR. Henrique da Rocha Lima. An Bras Dermatol. 2015 ; 90(3):363 – 366.

Groß D, Schäfer G. 100th anniversary of the death of Ricketts: Howard Taylor Ricketts (1871-1910). The namesake of the Rickettsiaceae family. Microbes and Infection 2011; 13:10-13.

Jaenicke L. Stanislaus von Prowazek (1875-1915) – Prodigy between working bench and coffee house. Protist 2001; 152:157-166.

Weiss E, Strauss BS. The life and career of Howard Taylor Ricketts. Review of Infectious Diseases 1991; 13:1241-1242.

9. 최초의 마법 탄환을 찾아낸 과학자와 세균

대한미생물학회,《의학미생물학 8판》(범문에듀케이션)

루바 비칸스키(제효영 역),《메치니코프와 면역》(동아엠앤비)

리언,《명화로 읽는 전염병의 세계사》(MUSE)

무하마드 H. 자만(박유진 역),《내성 전쟁》(7분의언덕)

빌 헤이스(박중서 역),《5리터》(사이언스북스)

송은호,《히스토리 X 메디슨》(카시오페이아)

토머스 헤이거(노승영 역),《감염의 전장에서》(동아시아)

폴 드 크루이프(이미리나 역),《미생물 사냥꾼》(반니)

Valent P et al. Paul Ehrlich (1854-1915) and His Contributions to the Foundation and Birth of Translational Medicine. Journal of Innate Immunity 2016; 8:1110-120.

"Paul Ehrlich". Science History Institute. https://www.sciencehistory.org/historical-profile/paul-ehrlich

https://www.nobelprize.org/prizes/medicine/1908/ehrlich/biographical/

10. 세계화와 함께 정체를 드러내다

로날트 D. 게르슈테(김희진 역),《질병이 바꾼 세계의 역사》(미래의창)

산드라 헴펠(김아림 역),《질병의 지도》(사람의무늬)

셰던 와츠(권복규 역),《전염병과 문화사》(모티브북)

스티븐 존슨(김명남 역),《감염지도》(김영사)

신동원,《호환 마마 천연두》(돌베개)

아노 카렌(권복규 역),《전염병의 문화사》(사이언스북스)

윌리엄 맥닐(김우영 역),《전염병의 세계사》(이산)

유진홍,《유진홍 교수의 이야기로 풀어보는 감염학》(군자출판사)

프랭크 M. 스노든(이미경, 홍수연 역),《감염병과 사회》(문학사상)

Bentivoglio M, Pacini P. Filippo Pacini: A determined observer. Brain Research Bulletin 1995; 38(2):161-165.

Gomez-Gil B, et al. Vibrio pacinii sp. nov., from cultured aquatic organisms. International Journal of Systematic and Evolutionary Microbiology 2003; 53(5):1569-1573.

11. 성 매개 질환의 원인균 발견과 논란

대한미생물학회,《의학미생물학》(범문에듀케이션)

셸던 와츠(태경섭, 현창호 역),《전염병과 역사》(모티브북)

이지환,《세종의 허리 가우디의 뼈》(부키)

제니퍼 라이트(이규원 역),《세계사를 바꾼 전염병 13가지》(산처럼)

Bendiner E. Gerhard Hansen: Hunter Of the Leprosy Bacillus. Hospital Practice 1989; 24(12):145-170.

Bieliaieva O et al. Gerhard Hansen vs. Albert Neisser: priority for the invention of Mycobacterium leprae and problems of bioethics. Geogian Med News 2020;

309:156-1161.

Jayakumar KL, Lipoff JB. Albert Ludwig Sigesmund Neisser, MD – A life of discovery and controversy in dermatology. JAMA Dermatology 2017; 153(6):574.

Ligon BL. Albert Ludwig Sigesmud Neisser: Discoverer of the Cause of Gonorrhea. Seminars in Pediatric Infectious Diseases 2005; 16:336-341.

Oriel JD. Eminent venereologists 1. Abert Neisser. Genitourin Med. 1989; 65:229-234.

"세종, "'임질'에 걸렸다'고 고백 …… 정말 성병이었나". 〈경향신문〉 2020년 10월 12일

12. 영광과 비극 사이

루이페르디낭 셀린(김예령 역), 《제멜바이스/Y교수와의 인터뷰》(워크룸프레스)

린치 피츠해리스(이한음 역), 《수술의 탄생》(열린책들)

프랭크 M. 스노든(이미경, 홍수연 역), 《감염병과 사회》(문학사상)

Anonymous. Etymologia. *Listeria*. Emerging Infectious Diseases 2016; 22(4):633.

Best M, Neuhauser D. Ignaz Semmelweis and the birth of infection control. Qual Saf Health Care 2004; 13:233-234. Hof H. History and epidemiology of listeriosis. FEMS Immunology and Medical Microbiology 2003; 35:199-202.

Kadar N, Romero R, Papp Z. Ignaz Semmelweis: the "Savior of Mothers". American Journal of Obsterics & Gyneocology 2018; 519-522.

Newsom SWB. Pioneers in infection control – Joseph Lister. Journal of Hospital Infection 2003; 55:246-253.

13. 포목상과 신부

무하마드 H. 자만(박유진 역), 《내성 전쟁》(7분의언덕)

빌 헤이스(박중서 역), 《5리터》(사이언스북스)

아르망 마리 르로이(양병찬 역), 《과학자 아리스토텔레스의 생물학 여행 라군》(동아엠앤비)

존 월러(이미리나 역), 《왜 하필이면 세균이었을까》(몸과마음)

폴 드 크루이프(이미리나 역), 《미생물 사냥꾼》(반니)

Arriatti A, Mandrioli P. Lazzaro Spallanzani: a blow against spontaneous generation. Aerobiologia 1993; 9:101-107.

Lane N. The unseen world: reflections on Leeuwenhoek (1677) 'Concerning little animals'. Phil. Trans. R. Soc. B. 2015; 370:20140344.

Merla C et al. Description of *Klebsiella spallanzanii* sp. nov. and of *Klebsiella pasteurii* sp. nov. Front. Microbiol. 2019; 10:2360.

Nedashkovskaya OI et al. Reclassification of [*Cytophaga*] marinoflava Reichenbach 1989 as *Leeuwenhoekiella marinoflava* gen. nov., comb. nov. and description of *Leeuwenhoekiella aequorea* sp. nov. Int. J. Syst. Evol. Microbiol. 2005; 55:1033-1038.

Sunderland ME. Lazzaro Spallanzini (1729-1799). Embryo Project Encyclopedia (2007-11-01). http://embryo.asu.edu/handle/10776/1698.

14. 과학의 영웅, 신화의 주인공이 되다

르네 뒤보(이재열, 김사열 역), 《과학을 향한 끝없는 열정 파스퇴르》 (사이언스북스)

무하마드 H. 자만(박유진 역), 《내성 전쟁》 (7분의언덕)

이승찬 등. 간경변증 환자에서 발생한 *Pasteurella multocida*에 의한 자발성 세균성 복막염 및 패혈증 1예. 대한내과학회지 2004; 67(부록 3호):S713-S717.

존 월러(이미리나 역), 《왜 하필이면 세균이었을까》 (몸과마음)

폴 드 크루이프(이미리나 역), 《미생물 사냥꾼》 (반니)

프랭크 M. 스노든(이미경, 홍수연 역), 《감염병과 사회》 (문학사상)

15. 시골의사에서 세균학의 황금시대를 연 영웅으로

무하마드 H. 자만(박유진 역), 《내성 전쟁》 (7분의언덕)

존 월러(이미리나 역), 《왜 하필이면 세균이었을까》 (몸과마음)

폴 드 크루이프(이미리나 역), 《미생물 사냥꾼》 (반니)

프랭크 M. 스노든(이미경, 홍수연 역), 《감염병과 사회》 (문학사상)

Blevins SM, Bronze MS. Robert Koch and the 'golden age' of bacteriology. Int. J. Infect. Dis. 2010; 14:e744-e751.

Patel S, Gupta RS. A phylogenomic and comparative genomic framework for resolving the polyphyly of the genus *Bacillus*: Proposal for six new genera of *Bacillus* species, *Peribacillus* gen. nov., *Cytobacillus* gen. nov., *Mesobacillus* gen. nov., *Neobacillus* gen. nov., *Metabacillus* gen. nov. and *Alkalihalobacillus* gen. nov. Int J Syst Evol Microbiol 2020; 70:406-438.

Pisarenko SV et al. Phylogenetic analysis of *Bacillus anthracis* strains form Western Siberia reveals a new genetic cluster in the global population of the species. BMC Genomics 2019; 20:692.

Schultz MG. Robert Koch. Emerg. Infect. Dis. 2011; 17(3):548-549.

Seiler H et al. *Bacillus kochii* sp. nov., isolated from foods and a pharmaceuticals manufacturing site. Int J Syst Evol Microbiol 2012; 62:1092-1097.

16. 파스퇴르의 이름을 가질 뻔했던 세균

무하마드 H. 자만(박유진 역),《내성 전쟁》(7분의언덕)

미셸 모랑쥬(김광일, 이정희, 이병훈 역),《분자생물학: 실험과 사유의 역사》(몸과마음)

존 M. 배리(이한음 역),《그레이트 인플루엔자》(해리북스)

Carroll KC. Biographical feature: Rebecca Lancefield, Ph.D. J. Clin. Microbiol. 2019; 57:e00728-19.

Flaaumenhaft E, Flaumenhaft C. Evolution of America's poineer bacteriologist: George M. Sternberg's formative years. Military Medicine 1993; 158:7:448-457.

Johnson AS et al. First case of septicemmia due to a strain belonging to enteric group 58 Eneterobacteriaceae and its designation as *Averyella dalhousiensis* gen. nov., sp. nov., based on analysis of strains from 20 additional cases. J. Clin. Microbiol. 2005; 43:5195-5201.

Nouioui I et al. Genome-Based Taxonomic Classification of the Phylum Actinobacteria. Front. Microbiol. 2018; 9:2007.

Watson DA et al. A brief history of the pneumococcus in biomedical research: a panoply of scientific discovery. Clin. Infect. Dis. 1993; 17(5): 913-924

17. 몰타열과 군의관

짐 다운스(고현석 역),《제국주의와 전염병》(황소자리)

Grogono BJS. Sir David and Lady Bruce. Part I: A superb combination in the elucidation and prevention of devastating diseases. Journal of Medical Biography 1995; 3(2):79-83.

Lee YJ et al. Identification of *Brucella abortus* using the sequencing of *omp* gene. The Korean Journal Medicine 2006; 71(1):10-16.

18. 사람이 만든 환경 변화가 불러온 감염병

아노 카렌(권복규 역), 《전염병의 문화사》 (사이언스북스)

연합뉴스, "저스틴 비버 "라임병 진단받아…싸워 극복하겠다"" 〈연합뉴스〉 (2020년 1월 9일).

Shapiro ED. *Borrelia burgdorferi* (Lyme Disease). Pediatrics in Review 35(12): 500-509.

Snyder A. Willy Burgdofer. Lancet 2015; 385(10):110.

Sternbach G, Dibble CL. Willy Burgdorfer: Lyme Disease. Medical Classics 1996; 14(5):631-634.

나가는 말

서울대학교 자연과학대학 미생물학과 동창회 엮음, 《마이크로비아》

Deming JW et al. Isolation of an obligately barophilic bacterium and description of a new genus, *Colwellia* gen. nov. Syst. Appl. Microbiol. 1988; 10:152-160.

Labeda DP, Kroppenstedt RM. *Stackebrandtia nassauensis* gen. nov., sp. nov. and emended description of the family Glycomycetaceae. Int J Syst Evol Microbiol 2005; 55:1687-1691.

Lee HK et al. *Hahella chejuensis* gen. nov., sp. nov., an extracellular-polysaccharide-producing marine bacterium. Int J Syst Evol Microbiol 2001; 51:661-666.

Lim JM, Jeon CO, Lee GS, Park DJ, Kang UG, Park CY, Kim CJ. *Leeia oryzae* gen. nov., sp. nov., isolated from a rice field in Korea. Int J Syst Evol Microbiol 2007; 57:1204-1208.

Yi H, Chun J. *Hongiella mannitolivorans* gen. nov., sp. nov., *Hongiella halophila* sp. nov. and *Hongiella ornithinivorans* sp. nov., isolated from tidal flat sediment. Int J Syst Evol Microbiol 2004; 54:157-162.

Yoon JH et al. *Yonghaparkia alkaliphila* gen. nov., sp. nov., a novel member of the family Microbacteriaceae isolated from an alkaline soil. Int J Syst Evol Microbiol 2006; 56:2415-2420.

Yoon JH et al. *Kangiella koreensis* gen. nov., sp. nov. and *Kangiella aquimarina* sp. nov., isolated from a tidal flat of the Yellow Sea in Korea. Int J Syst Evol Microbiol 2004; 54:1829-1835.

"신종 세균 발견자가 작명 '출생부' 등록". 〈경향신문〉 2004년 10월 24일 기사 (https://www.khan.co.kr/article/200410241727551?www)

〈2015년 올해의 여성과학기술자상 극지연구소 이홍금 박사〉 인터뷰. 한국여성과학기술인육성재단(WISET) 블로그. https://blog.naver.com/wisetter/222155824093